ダイエット　筋肉強化　腰痛・肩こり　に効果絶大！

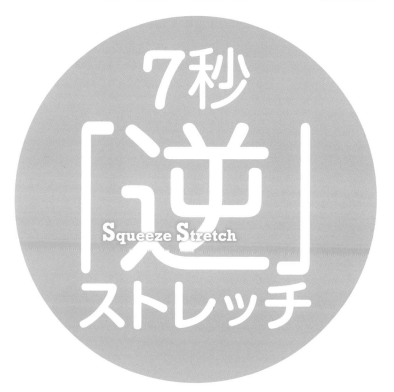

7秒 [逆] ストレッチ

Squeeze Stretch

石部 伸之

NOBUYUKI ISHIBE

JN005883

PHP研究所

はじめに これが驚異の**逆ストレッチ**だ!

　私は20年以上にわたり、病院で様々な病気(肩こり、腰痛、変形性膝関節症から、リウマチ、パーキンソン病にいたるまで)に悩む患者さんのリハビリテーションに従事してきました。

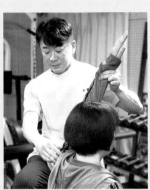

　リハビリテーションでは、患者さんの筋肉の状態を改善しなければならない機会が多々あります。

　なかでも大切なのが、痛みや神経障害により硬くなった筋肉を、ストレッチで柔らかくすることです。

　硬い筋肉が柔らかくなれば、多くの患者さんの動きは見違えるほど改善しますし、生活の質も格段に向上します。

　ところが、硬い筋肉は伸びにくいため、無理やりストレッチするとケガをしてしまう危険性があります。

　そこで私はいつも患者さんに「できるだけ力を抜いてストレッチしましょう」とお願いするようにしています。

　しかし多くの患者さんは自分では力を抜いているつもりでも、なかなか筋肉の緊張を緩めることができません。筋肉を弛緩させることは思いのほか難しいことなのです。

　実は私たちの筋肉は常に脳によってコントロールされているため、睡眠中はおろか、意識を失ったときでさえも、筋肉の緊張が完全に解けるということはありません。

　そこで私は患者さんに「まずは思いっきり筋肉に力を込めてみましょう!」とお願いするようにしています。

　筋肉には思いっきり力を込めた後が、最も緩みやすくなるという性質があります。これは「筋肉の最大収縮後の最大弛緩」と呼ばれるもので、この性質をうまく利用すれば、誰もが筋肉の緊張をうまく緩めることができるようになります。

　この「筋肉を最大限に収縮させた後に緩め、その筋肉をストレッチする」というやり方には、一石二鳥どころか、一石三鳥、いや一石四鳥の効果が期待できます。

　まず、思いっきり力を込めると、筋肉には非常に強い刺激が加わります。そのため、筋トレをしたときと同じように、筋力を高めることが可能です。

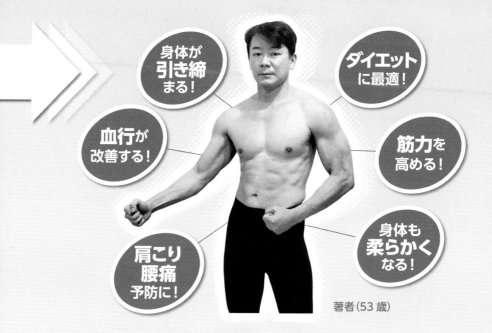

身体が引き締まる！

ダイエットに最適！

血行が改善する！

筋力を高める！

身体も柔らかくなる！

肩こり腰痛予防に！

著者（53歳）

　そして筋肉に力を込めると心拍数が必ず上昇しますから、代謝が向上してダイエット効果も期待できます。

　また、筋肉がギュッと縮むことで、筋肉内の血液やリンパ液がギュッと絞り出されます。その後に力を抜くと、緩んだ筋肉内に新鮮な血液とリンパ液がドッと流れ込んでいきます。

　その結果、血行が劇的に促進され、肩こり、首こり、腰痛といった症状の改善が期待できます。

　さらには、緩んだ筋肉を伸ばしてやれば、通常のストレッチよりもはるかに効率的に筋肉の柔軟性を高めることができるのです。

　しかもこのやり方は、一日に何度か、思いついたときに僅か数秒間、実践するだけで十分な効果を得ることが期待できます。

　多くの人はダイエットするためには有酸素運動を、柔軟性を高めるためにはストレッチを、筋力を高めるためには筋トレを、筋肉のこりを解消するためにはマッサージをしなければならないと考えています。

　しかしこのやり方なら、これら全ての効果を一度に、しかも短時間で得ることができるのです。

　これこそ、本書のメインテーマである最強メソッド「逆ストレッチ」なのです。

逆ストレッチを完全理解！

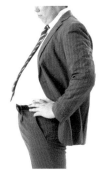

●運動習慣のない人

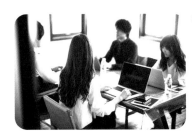

●運動のためにまとまった
時間を取れない人

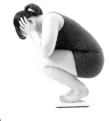

●最近太り気味で、
何とかして痩せたい人

逆ストレッチはこんな人にオススメです！

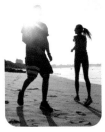

●運動パフォーマンス
を向上させたい人

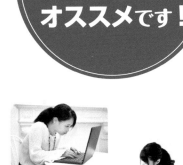

●猫背やO脚で、スタイルに
自信を持てない人

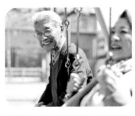

●高齢者（要介護、要支援）
やリウマチ患者など関節
に負荷をかけられない人

逆ストレッチは、本格的なアスリートから高齢者まで
安全に実践できる効果的な健康体操です。

背伸びをすると
気持ちいい理由

疲れが溜まったり、身体が硬くなったりすると、私たちは無意識のうちに大きく"背伸び"をすることがあります。

"背伸び"という言葉を聞くと、なんとなく背中の筋肉が伸ばされるイメージが浮かんできます。

ところが、大きく両手を頭上に上げて背伸びをしてみるとどうでしょう？

背中の筋肉がギュッと収縮するのを感じませんか？

実は"背伸び"とは、背中の筋肉を伸ばす（ストレッチする）のではなく、その逆で、思いっきり縮める（逆にストレッチする）動作です。

背中の筋肉がギュッと縮むと、筋肉内に澱んでいた血液やリンパ液がギュッと絞り出されます。そしてその後に筋肉を緩めると、今度は新鮮な血液やリンパ液がドッと筋肉内に流れ込んできて、循環が促進されます。

私たちは、背伸びをすると気持ちがいいことを無意識のうちに理解しているため、普段はあまり深く考えずに、何気なく背伸びをしています。

では、この何気なくしている背伸びのやり方を、次のようにちょっと変えてみましょう。

「頭上に上げた左右の手のひらを外側

に向けてみる」

「そのときに左右の肩甲骨を近づけて胸を張ってみる」

「最後に首を反らせて上を向いてみる」

どうでしょうか？

普通に背伸びをするよりも、はるかに気持ちよくありませんか？

これは動かす関節の向きと角度が変わったことで、背中の筋肉がさらに強く縮み、筋肉内の血液やリンパ液がより多く絞り出されたからなのです。

筋肉の起始と停止を
理解しよう

では、関節の向きと角度をどのように変えく動かしていけば、筋肉はより強く、より短く収縮することができるようになるのでしょうか？

次ページの図にあるように、筋肉の両端は関節をまたいで2つ（または複数）の骨に付着しています。筋肉が収縮すると、それらの骨が引っ張られて関節が動くというわけですね。

筋肉が付着している一方を「起始」、もう一方を「停止」と呼びます。この筋肉の起始と停止が、近づけば近づくほど、筋肉は収縮することができます。ですから、できるだけ筋肉の両端が最大限に近づくように関節を動かせばよいのです。

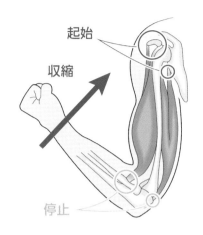

起始

収縮

停止

といいます。

　血行は基本的には心臓のポンプ作用によって維持されています。心臓がポンプのように伸縮して、血液を全身に送り出しているのです。実は心臓のポンプ作用以外にも血行を維持しているものがあります。

　それが筋肉の収縮です。

　身体を動かすと筋肉が伸び縮みして、内部を通っている血管が圧迫されたり拡げられたりするため、血行が促進されます。身体を動かすと血の巡りが良くなるのはこのためです。

　そして筋肉がより強く縮めば、血管はより強く圧迫され、普通に筋肉を縮めたときよりも、筋肉内の血液やリンパ液をしっかりと絞り出すことができるのです。

　本書では、写真ページに示された矢印に従って関節を動かしていくことで、誰もが簡単に筋肉の起始と停止を近づけることができるように作成されています。

筋肉をより強く収縮させることで得られる効果とは?

　筋肉の起始と停止をできるだけ近づけてやると、筋肉はより強く収縮することができるようになります。その結果、次のような効果を得ることができます。

●血行の促進

　私たちの身体には隅々にまで血管が張り巡らされています。その血管を流れる血液によって、細胞に必要な酸素や栄養素が運ばれています。このように血液が身体中を循環することを"血行"

●筋力の向上

　筋肉の起始と停止が近づくと、筋肉はそれ以上は短くなることができません。その状態からさらに力を込めて筋肉を縮めようとすると、まるで動かない壁を力一杯に押し続けているかのごとく、非常に大きな筋力が発揮されます。

　筋肉というものは、軽い筋力をいくら発揮しても、強くなることも、大きくなることもありません。なぜなら、今ある筋力で十分に対応できるからです。

　筋肉は、備えている以上の筋力を発揮させることで、より強く、より大きく

成長しようとします。なぜなら、将来、同じような状況に陥っても対処できるようにするためです。これが「筋肉の超回復」と呼ばれる現象です。

筋肉の起始と停止が最も近づいた状態で筋肉に力を込めてやると、ダンベルやバーベルといった重たい負荷で鍛えたときと同じように、強い刺激を筋肉に加えることができます。

実際に逆ストレッチをしてみると分かりますが、瞬間的に、かなり強い刺激が筋肉に加わり、筋肉が痙攣しそうになることもあります。

これは、筋肉がその限界近くまで収縮している証しでもあります。

●代謝の向上

思いっきり筋肉に力を込めると、身体が一瞬、カ〜ッと熱くなります。これは大きなエネルギーが消費されているということです。

力を込める筋肉が大きければ大きいほど、エネルギーの消費量も大きくなり、エネルギーの消費量が大きければ大きいほど、身体の新陳代謝も高まります。

新陳代謝を簡単に高めることができる逆ストレッチを、食事制限や有酸素運動とうまく組み合わせると、驚くほどのダイエット効果が期待できます。

ダイエットに関しては Chapter2「ダイエット編」で詳しく解説します。

●柔軟性の向上

筋肉には「はじめに」で述べたように、思いっきり縮めた後のほうが、最も緩みやすい「最大収縮後の最大弛緩」と呼ばれる性質があります。

これには神経生理学的なメカニズムや、筋肉、腱、靭帯などの細胞内部の変化が関係しています。

しかし難しいことはさておいて、次のことを覚えておくとよいでしょう。

それは、逆ストレッチで強く収縮した後は、筋肉はとても緩みやすい状態になっている、ということです。

逆ストレッチの後に、ゆっくりとストレッチすると、硬くなった筋肉をいきなりストレッチしたときよりも、より簡単に、より効率的に、筋肉の柔軟性を高めることができます。

●肩こり、腰痛の改善

肩こり、腰痛の原因は様々ですが、その多くには、筋肉内に形成された筋硬結（トリガーポイント）が深く関係しています。

筋硬結とは、筋肉内にできた小さなシコリのことで、その実態は筋原線維が慢性的に痙攣してコリコリに固まった部分のことです。

筋肉は次頁図にあるように、微細な

筋原線維が互いの隙間に滑り込んだり、滑り出たりすることで伸び縮みしています。決してゴムのように伸びているわけではありません。

長時間同じ姿勢を取り続けたり、筋肉を使いすぎたりすると、互いの隙間に滑り込んだ筋原線維が絡まってしまい、筋硬結が形成されます。

筋硬結の大きさは米粒大のものから、指先大のものまで様々です。

筋硬結内部では毛細血管が圧迫され続けてしまうため、血行が極端に悪化します。その結果、周囲に痛みやシビレが生じてきます。

長時間正座し続けた後に、足がシビレて動けなくなることがありますが、これも正座という姿勢により足の血管が圧迫され続け、血行不良に陥ることによって引き起こされる症状です。

さて、肩や首がこると、多くの人は肩や首を動かして筋肉をストレッチしようとします。もちろん、少しこった程度の筋肉なら、普通に筋肉を伸ばしても問題ありません。

ところが筋原線維が絡まってガチガチにこり固まってできた筋硬結は、普通のストレッチでは決してほぐすことはできません。

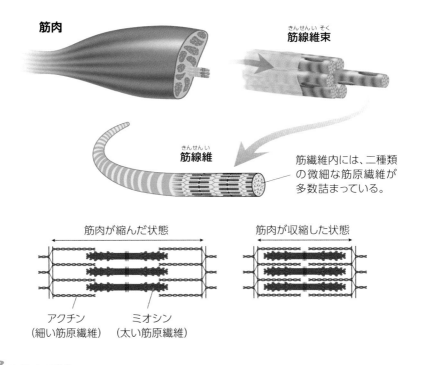

筋肉

筋線維束

筋線維

筋繊維内には、二種類の微細な筋原繊維が多数詰まっている。

筋肉が縮んだ状態　　　筋肉が収縮した状態

アクチン　　　ミオシン
（細い筋原繊維）　（太い筋原繊維）

いや、むしろストレッチは、筋硬結に対しては逆効果となる場合があります。

筋硬結そのものは筋原線維が短く痙攣した状態にありますが、その両端は長く引き伸ばされた状態が続いています。

筋硬結部分をストレッチすると、筋硬結そのものはほぐれず、両端の伸びている部分がさらに伸ばされることになってしまいます。

ですから、酷い肩こり、首こり、腰痛があるからといって筋肉をストレッチするのは、効果がないばかりか、危険な行為でもあることを覚えておきましょう。

筋硬結（トリガーポイント）のケア方法についてはP37で解説しています。

注）トリガーポイントのトリガーとは引き金のことです。いくつかの筋硬結は、それ自体ではなく、離れた場所、つまり筋膜や腱が伸びている先に痛みやシビレを生じさせることがあります。このように離れた場所に生じる症状は関連痛と呼ばれ、関連痛を引き起こす筋硬結がトリガーポイントです。

逆ストレッチのリスク管理

逆ストレッチには様々なメリットがありますが、その反面、いくつかのデメリットがあることもしっかりと理解しておきましょう。

ストレッチに限らず、筋トレであれ、ヨガであれ、身体を動かすということは、筋肉を収縮させるということです。

筋肉の収縮は、程度の差はあるものの、身体にとっては負荷であり、筋肉を損傷するリスクを伴います。

ですから、このリスクを最小限にするためのリスク管理を怠ってはなりません。

●筋肉の痙攣に注意

逆ストレッチでは、非常に強い筋力が簡単に発揮できてしまうため、ときとして筋肉が痙攣してしまうことがあります。

このリスクを回避するために、いきなり全力で逆ストレッチするのは避けてください。できるだけゆっくり、そして軽く始めるように心がけましょう。

●関節痛の悪化に注意

関節を動かしたときに痛みがある場合は、逆ストレッチをしてはいけません。

関節痛があるということは、関節内の靭帯、腱、筋肉に小さな損傷があることを意味しています。

よく関節痛があるにもかかわらず、運動したり、作業したりする方がおられますが、痛みを我慢して動くということは、損傷している部分の傷をさらに悪化させているのと同じ行為です。

関節痛がある場合は、可能な限りその関節を動かすのを控え、痛みを取り除く治療を最優先してください。

●逆ストレッチの実践方法

　本書に掲載されている "逆ストレッチ・エクササイズ" では、最大の力を発揮できる限界の「7秒間」、筋肉を収縮させるようにしましょう。

　最初は逆ストレッチだけを行い、慣れてきたら「7秒逆ストレッチ（収縮）」→「7秒脱力」→「7秒ストレッチ（伸ばす）」を連続して行ってください。

　逆ストレッチで強く収縮させた後の筋肉は、緩んで伸びやすくなっています。 **Example** のように、ストレッチを組み合わせることで、より効果的に柔

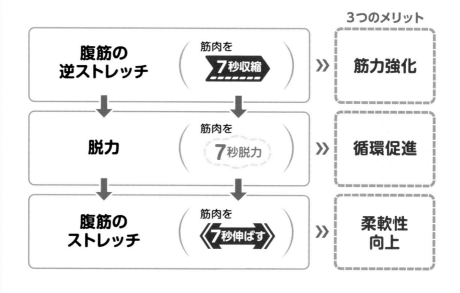

腹筋の逆ストレッチ	（7秒収縮 ＆ 7秒脱力）	×2回
腹筋のストレッチ	（7秒伸ばす ＆ 7秒脱力）	

Example 異なる2種類のエクササイズを、それぞれ2回ずつ続けて行う1分間プログラム

軟性を高めることもできます。

つまり、１回のエクササイズで、筋力強化・循環促進・柔軟性向上という３つのメリットを得ることができます。

あなた自身の体調や目的に応じて、様々なエクササイズを組み合わせた１分間プログラムを、１日３セットやってみましょう。

7秒収縮

起始と停止を最も近づけたポジションで、筋肉を強く収縮させて7秒間保持！

7秒脱力

7秒収縮させた後は、約7秒間脱力して、筋肉を緩めてください。このとき、筋肉内に新鮮な血液やリンパ液がドッと流れ込んできます。

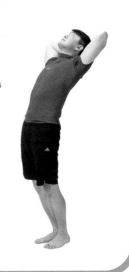

《7秒伸ばす》

緩んで伸びやすくなった筋肉を約7秒間ストレッチする（伸ばす）ことで、効率よく柔軟性を高めることができます。

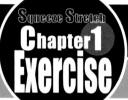

Squeeze Stretch
Chapter2
Diet

第**2**章
[ダイエット編]……99

ダイエットを爆上げさせる、
逆ストレッチ式**スクワット** ……108

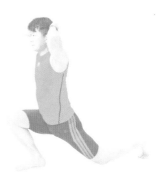

第1章

Squeeze Stretch
Chapter1
Exercise

[引き締め編]

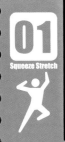

僧帽筋&菱形筋
の逆ストレッチ

》 不快な頭痛や首のこりを、一撃で解消！

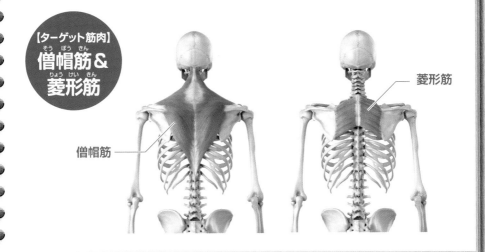

【ターゲット筋肉】
僧帽筋&
（そう ぼう きん）
菱形筋
（りょう けい きん）

僧帽筋

菱形筋

僧帽筋は、後頭部から背中上部を覆う菱形（ひしがた）の大きな筋肉で、菱形筋は、僧帽筋の下で背骨と肩甲骨を結んでいる筋肉です。頭部、肩甲骨、両腕を常に支えているため、パソコン画面を覗き込む（のぞ）、うつむいてスマホを見るといった姿勢や、猫背姿勢をすることで大きな負荷がかかり、こりや疲労が慢性的に蓄積していきます。

　僧帽筋は、上部、中部、下部で、筋肉の収縮方向が違うため、単に首を曲げたり、腕を回したり、左右の肩甲骨を引き寄せたりしただけでは、筋肉全体を収縮させることができません。

　ここで紹介する僧帽筋&菱形筋の逆ストレッチは、筋肉全体をその中心に向かってギュッと収縮させることができるため、筋肉内に鬱滞（うったい）した血液やリンパ液を効果的に絞り出して、循環を促進することができます。

◉僧帽筋＆菱形筋の逆ストレッチ

バージョン ①

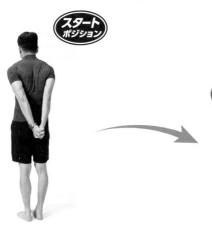

スタート
ポジション

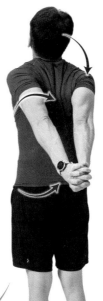

1

両手を背後で組み、
後ろへ上げていきます。

7秒収縮

さらに
効かす!!

注意点

首を後ろへ反
らし、上腕骨は
捻る感じで！

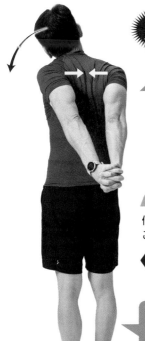

2

僧帽筋を最大限に収縮させたまま、
こりが激しい側へ首を倒してみましょう！

7秒収縮

注意点

首の調子が悪い
ときは、行っては
いけません。

17

●僧帽筋＆菱形筋の逆ストレッチ

バージョン②

スタートポジション

背筋を伸ばして椅子に座り、肘を完全に伸ばして座面の両端を握ります。

1 椅子の前方に腰を落として、両肩が上がるようにします。

ココがPoint 首を反らせると、僧帽筋が強く収縮します。

7秒収縮

ココに注意！ 肘はしっかりと伸ばしたままで！

さらに効かす!!

7秒収縮

2 首を左右に傾けると、僧帽筋上部が強烈に収縮します。

注意点 首に痛みや違和感があるときはしてはいけません！

◉僧帽筋&菱形筋の逆ストレッチ

バージョン **3**

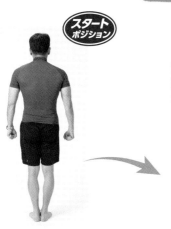

**スタート
ポジション**

両手を組んで真っすぐ
頭上に上げ、首をしっ
かりと前へ曲げます。

しっかりと首を後ろへ
反らせ、僧帽筋を強く
収縮させましょう。

1

7秒収縮

2

7秒収縮

**ココが
Point**

◉**1**と**2**を
数回繰り返すと、
僧帽筋の血行が
促進されます。

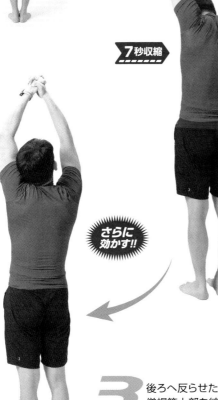

**さらに
効かす!!**

3

後ろへ反らせた首を、横へ少し倒して、
僧帽筋上部を絞り込みましょう。

7秒収縮

◉僧帽筋＆菱形筋の逆ストレッチ
●簡単バージョン

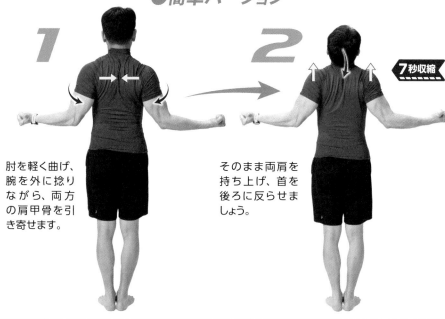

1

肘を軽く曲げ、腕を外に捻りながら、両方の肩甲骨を引き寄せます。

2

7秒収縮

そのまま両肩を持ち上げ、首を後ろに反らせましょう。

◉僧帽筋＆菱形筋のストレッチ
バージョン①

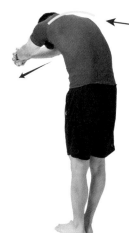

ココが Point

僧帽筋全体の広がりを感じてください。

1

肘を伸ばして両手を組み、前方やや斜め下へ突き出します。

≪7秒伸ばす≫

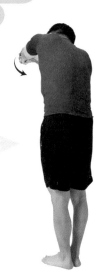

ストレッチでさらに効果UP!

2

前に伸ばした両腕を少し横へ動かし、僧帽筋の半分にストレッチをかけましょう。

≪7秒伸ばす≫

★反対側も同じように行いましょう。

◉僧帽筋 & 菱形筋の**ストレッチ**

バージョン②

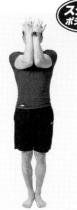

スタートポジション

顔の前で両前腕をくっつけてください。

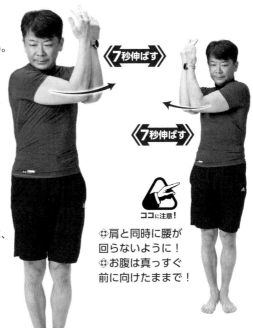

7秒伸ばす

7秒伸ばす

ココに注意！

くっつけた前腕を離さずに、肩を横へ回していきます。

▲反対側も同じように行いましょう。

✿肩と同時に腰が回らないように！
✿お腹は真っすぐ前に向けたままで！

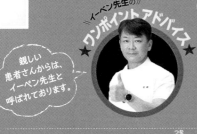

イーペン先生の ワンポイント アドバイス

親しい患者さんからは、イーペン先生と呼ばれております。

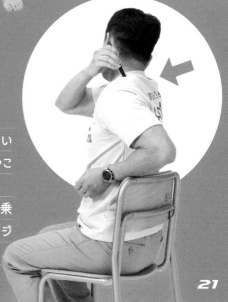

★僧帽筋上部の筋膜は頭へと繋がっているため、僧帽筋がこり固まると、後頭部やこめかみに頭痛が生じることがあります。

　写真のように、椅子の背もたれに腕を乗せて、ボールペン等で僧帽筋をマッサージするのが効果的です。

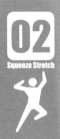

肩甲挙筋
の逆ストレッチ

》**手の届かない肩甲骨内側のこりを即、解決！**

【ターゲット筋肉】
肩甲挙筋
（けん こう きょ きん）

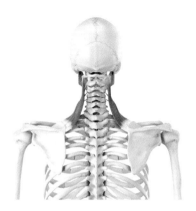

肩甲挙筋は、肩甲骨の内側の上縁と、頸椎を繋いでいる筋肉で、肩甲骨を引き上げて肩をすぼめるときに強く収縮します。

　人は緊張すると無意識のうちに両肩が上がり気味になるため、肩甲挙筋は慢性的にこり固まっています。

　肩甲骨内側のいわゆる「腱引きスジ」「手打ちかけ」と呼ばれる部分から後ろ首にかけて生じる、非常に不快なこりには、肩甲挙筋が深く関係しています。

　ガチガチにこり固まった肩甲挙筋に対しては、「肩甲骨剥がし」のようなストレッチや、首を曲げ伸ばしするストレッチをする前に、まずは逆ストレッチで筋肉を思いっきり収縮させて、筋肉内に鬱滞した血液やリンパ液を絞り出し、その後に、セルフマッサージやストレッチでほぐしてやることが大切です。

◉肩甲挙筋の逆ストレッチ

バージョン①

1

上を向くように首を反らせ、片方の肩を上げます。

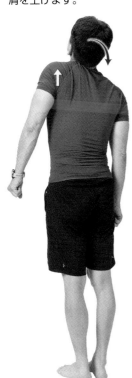

2

肩を上げたままで肩甲骨を引き寄せましょう。

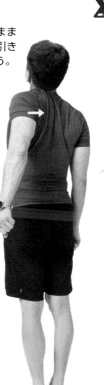

3

7秒収縮

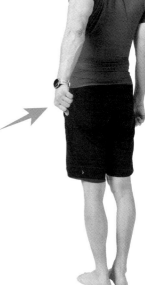

そこからさらに首を横に倒すと、肩甲挙筋が強烈に収縮します。左右同じように行いましょう。

注意点

首を横に倒したとき、手や指にシビレが出る場合は、してはいけません。頸椎変形の可能性があるので、専門医の受診を検討しましょう。

◉椅子を使った肩甲挙筋の逆ストレッチ

バージョン❷

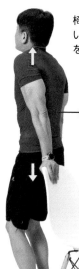

椅子の背もたれや机に片手をついて、しゃがみ込むようにお尻を落とし、肩をすぼめます。

ココが Point

肘をしっかりと伸ばし、腕を1本の棒のようにしてください。

1

首を後ろに反らせましょう。

2

後ろに反らせた首を、すぼめた肩のほうへ倒しましょう。

7秒収縮

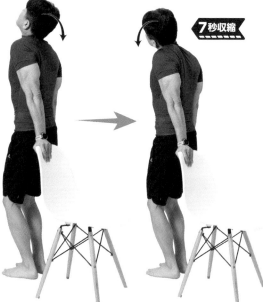

★反対側も同じように行いましょう。

◉椅子に座って行う別バージョン

椅子に座った状態からもバージョン❷の手順で逆ストレッチできます。

7秒収縮

★反対側も同じように行いましょう。

●肩甲挙筋の**ストレッチ**

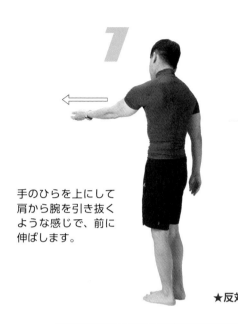

1

手のひらを上にして
肩から腕を引き抜く
ような感じで、前に
伸ばします。

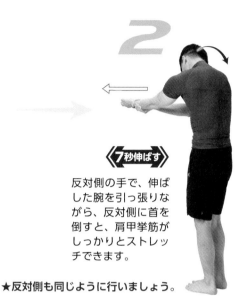

2

《7秒伸ばす》

反対側の手で、伸ば
した腕を引っ張りな
がら、反対側に首を
倒すと、肩甲挙筋が
しっかりとストレッ
チできます。

★反対側も同じように行いましょう。

イーペン先生の//
ワンポイントアドバイス★

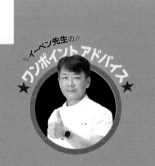

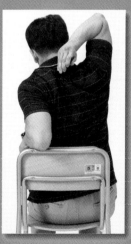

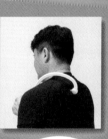

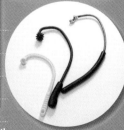

★肩甲挙筋の逆ストレッチ&
ストレッチと並行して行うと効果
的なのが、セルフマッサージです。
　椅子の背もたれに肘を乗せ
て、肩甲骨を浮き上がらせ、肩甲骨の上縁あたりをボール
ペンなどでマッサージしてみましょう。
　背中の筋肉をほぐすグッズを利用してみてもいいですね。

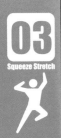
後頭下筋群
の逆ストレッチ

≫ 後ろ首の付け根周囲の違和感を一撃で解消！

【ターゲット筋肉】
後頭
（こう とう）
下筋群
（か きん ぐん）

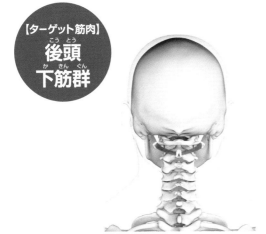
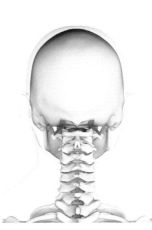

後 頭下筋群は、頭蓋骨と首の骨（頸椎）を繋いでいる小さな筋肉です。首と頭の動きを微妙にコントロールしているため疲労が溜まりやすく、ガチガチにこり固まっています。

　後頭部から後ろ首にかけての不快なこりを引き起こしているにもかかわらず、ほとんどケアされずに見落とされている筋肉でもあります。

　首には7つの頸椎がありますが、通常の首を曲げ伸ばしするストレッチでは、第3〜第7頸椎が主に動き、第1＆第2頸椎と後頭部を結んでいる後頭下筋群は収縮したままほとんど伸ばされることはありません。

　後頭下筋群を伸び縮みさせるためには、首を曲げるのではなく、アゴを押し出す、アゴを押し込むことがポイントになります。

◉後頭下筋群の逆ストレッチ

【アゴの押し出し】

1 手のひらを合わせて、首は反らさずに、親指でアゴだけを押し出します。

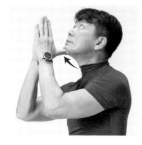 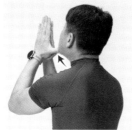

2 親指を離し、そのままの姿勢を7秒間保持。

7秒収縮

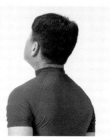

✿首を反らすと、後頭下筋群ではなく、僧帽筋などの他の筋肉が収縮してしまいます。 **ココに注意!**

◉後頭下筋群のストレッチ

【アゴの押し込み】

≪7秒伸ばす≫

1

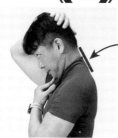

ココを真っすぐにします。

2 首を前に倒して曲げるのではなく、アゴだけを指で押し込むようにしましょう。

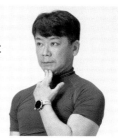

ココが伸びてしまいます。

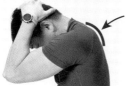

ストレッチでさらに効果UP!

✿首を曲げてしまうと、僧帽筋上部など他の筋肉が主にストレッチされてしまいます。 **ココに注意!**

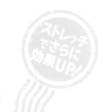

ローテーターカフ（肩のインナーマッスル）の逆ストレッチ

≫ 肩の安定性を高めて、肩の痛み（肩関節周囲炎）を予防！

【ターゲット筋肉】
ローテーターカフ

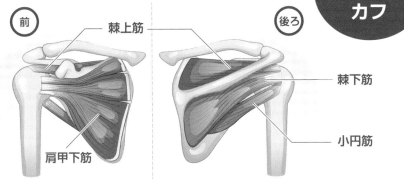

前　棘上筋　後ろ

棘下筋

小円筋

肩甲下筋

肩 関節は上腕骨が肩甲骨にハマり込んでできています。この上腕骨と肩甲骨を繋ぎ留め、肩関節を安定させる役割を担っているのが、ローテーターカフ（腱板筋群）と呼ばれる肩の４つのインナーマッスル、「棘上筋（きょくじょうきん）」「棘下筋（きょっかきん）」「小円筋（しょうえんきん）」「肩甲下筋（けんこうかきん）」です。

　例えば野球のボールを思い切り投げても、肩から腕が抜けないのは、ローテーターカフがガッチリと肩甲骨と上腕骨を繋ぎ止めてくれているからです。

　ローテーターカフは非常に重要な筋肉ですが、小さいため損傷しやすく、断裂することも珍しくありません。

　ローテーターカフの強化にはチューブやセラバンド（リハビリやダイエット、筋トレなどに使用できるエクササイズバンド）を使ったエクササイズが適していますが、時として過剰な負荷がかかる危険性があります。逆ストレッチでは比較的安全かつ簡単にローテーターカフを強化できます。

◉ローテーターカフの逆ストレッチ

バージョン **①**

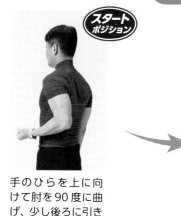

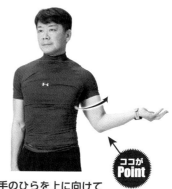

スタート ポジション

手のひらを上に向けて肘を90度に曲げ、少し後ろに引きます。

7秒収縮

肩甲骨を引き寄せながら、腕を外側に捻り7秒収縮。

★反対側も同じように行いましょう。

ココが Point

手のひらを上に向けて上腕を正確に捻ります。

◉ローテーターカフの逆ストレッチ

バージョン **②**

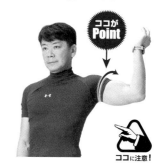

スタート ポジション

肘を90度に曲げて、肩の高さまで腕を上げます。

7秒収縮

肩甲骨を引き寄せながら、腕を後ろへ捻ります。

★反対側も同じように行いましょう。

親指をしっかりと後ろに向けて、上腕を正確に捻ります。

ココが Point

ココに注意!

☹腕を捻ったときに痛みがある場合は、即、中止してください。肩関節周囲炎（四十肩）などの可能性があります。

29

●ローテーターカフの逆ストレッチ

バージョン3

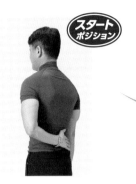

スタートポジション

肘を90度に曲げて、
手の甲を腰にあてます。

腕を捻って、手の甲を腰から離します。

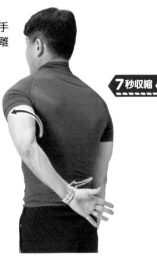

7秒収縮

ココがPoint

大きく動かす必要はありません。
正確に腕を捻ることが大切です。

★反対側も同じように行いましょう。

●ローテーターカフのストレッチ

バージョン1

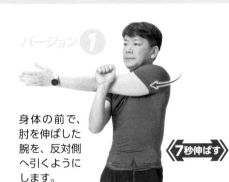

身体の前で、肘を伸ばした腕を、反対側へ引くようにします。

★反対側も同じように行いましょう。

7秒伸ばす

ココがPoint

反対側の腕で肘を引き寄せるようにすると、うまくストレッチできます。

バージョン2

両手を組んだまま、両腕をしっかりと頭上へ伸ばします。

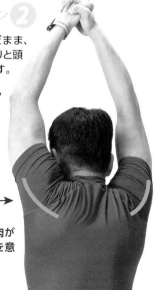

7秒伸ばす

ココがPoint

ココの部分の筋肉が伸びていることを意識しましょう。

イーベン先生の ワンポイント アドバイス

四十肩などによる肩の痛みはストレッチでは治せません！

★肩関節は身体の中で最もよく動く関節ですが、非常に不安定で、ひとたび損傷してしまうと、痛みや違和感が長引いてしまうのが特徴です。

　特に筋力の低下、靭帯や腱などの老化が始まる40歳を過ぎると、肩を痛める人が一気に増えます。ですから、肩の痛みの総称でもある肩関節周囲炎は"四十肩"と俗に呼ばれているのです。

　この四十肩の痛みを改善するために、痛みを我慢して肩を回したり、ストレッチしたりする人が後を絶ちません。

　しかし、考えてみてください。肩に痛みがあるということは、肩の中の筋肉や腱が傷ついているからであって、決して筋力が弱いからでも、柔軟性が低下しているからでもないのです。

　肌にできた擦り傷や切り傷を、指でゴシゴシと擦る人などいませんよね。ところが痛い関節を動かすということは、関節内部にできた傷を、グリグリと擦っているのと同じことなのです。ですから痛い肩はできるだけ動かさずに、安静にすることが先決です。

　「肩は動かさなければ固まってしまう……」と心配されるかもしれません。

　肩の動きを維持するためには、動かしても痛くない方向を自分で見極める、理学療法士などからアドバイスをもらうなどして、痛みのない範囲で、正しいストレッチと逆ストレッチを行うことが大切です。

　長引く肩の痛みに対しては、ストレッチやエクササイズは「百害あって一利なし」ということを理解しておきましょう！

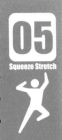

三角筋
の逆ストレッチ

》肩のシルエットを美しくする！
なで肩、いかり肩などに効果的！

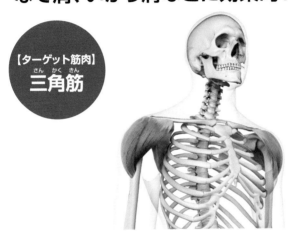

【ターゲット筋肉】
<ruby>三<rt>さん</rt>角<rt>かく</rt>筋<rt>きん</rt></ruby>

　のシルエットを美しく見せる上で大切なのが、肩を<ruby>覆<rt>おお</rt></ruby>っている三角筋という筋肉の形を整えることです。

　肩の動きには様々な筋肉が関係しているため、三角筋だけに適切な刺激を加えるためには、できるだけ三角筋だけをアイソレート（独立）させて逆ストレッチやストレッチをすることが大切になります。

　三角筋は、腕を上げるときの最初の30〜40度で主に働き、それ以上の角度では、僧帽筋などの他の筋肉が関与してきます。

　肘を伸ばしたまま腕を上げるラテラル動作では、反対側の手で肩の先端（<ruby>肩<rt>けん</rt>峰<rt>ぼう</rt></ruby>）を押さえて、三角筋だけの収縮で腕を上げるように意識してください。

　身体の中で最もよく動く肩関節は、その構造も複雑です。柔軟性だけでなく、安定性を高めるための筋力強化は不可欠です。

●三角筋の逆ストレッチ

バージョン ①

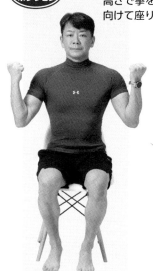

スタートポジション

肘を曲げて、肩の高さで拳を内側に向けて座ります。

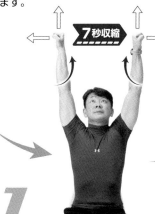

7秒収縮

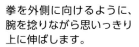

1

拳を外側に向けるように、腕を捻りながら思いっきり上に伸ばします。

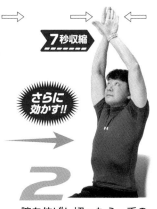

7秒収縮

さらに効かす!!

2

腕を伸ばし切ったら、手の甲を頭上で合わせ、力を込めてください。

●三角筋の逆ストレッチ

バージョン ②

1 拳を内側に向けて肘を90度に曲げて、肩の高さで構えます。

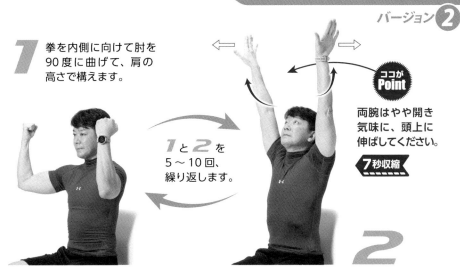

1と2を5〜10回、繰り返します。

ココがPoint

両腕はやや開き気味に、頭上に伸ばしてください。

7秒収縮

2

拳を開き、手のひらを外側に向けるように、腕を捻りながら伸ばしましょう。

33

●三角筋の逆ストレッチ

【サイドラテラル（横上げ）バージョン】

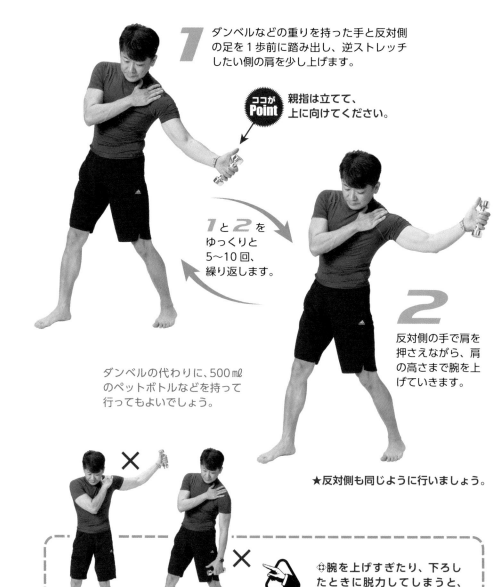

1 ダンベルなどの重りを持った手と反対側の足を1歩前に踏み出し、逆ストレッチしたい側の肩を少し上げます。

ココが Point 親指は立てて、上に向けてください。

1と2をゆっくりと5～10回、繰り返します。

2 反対側の手で肩を押さえながら、肩の高さまで腕を上げていきます。

ダンベルの代わりに、500㎖のペットボトルなどを持って行ってもよいでしょう。

★反対側も同じように行いましょう。

ココに注意！ ⚠腕を上げすぎたり、下ろしたときに脱力してしまうと、三角筋への刺激が弱まります。

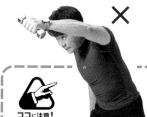

●三角筋の逆ストレッチ

【フロントラテラル(前上げ)バージョン】

ココが Point

反対側の手で肩を押さえて、腕を内側に捻る感じで行ってください。

ダンベルを持った手と反対側の足を1歩前に出し、やや前傾姿勢で、腕を上げ下げします。(5〜10回、繰り返します)

★反対側も同じように行いましょう。

ココに注意!

❀肩が上がりすぎると、三角筋への刺激が弱まります。

●三角筋の逆ストレッチ

【バックラテラル(後ろ上げ)バージョン】

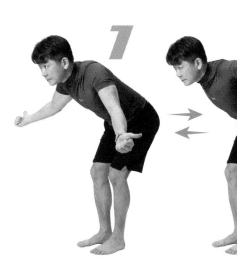

1

2

広げた両腕を、後ろへ引き上げていきます。(5〜10回、繰り返します)

両足を揃えて前かがみになり、両腕を横へ広げます。手は親指を立てて握ります。

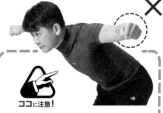

ココに注意!

❀背中が丸くなったり、拳が下を向いてはいけません。

●三角筋のストレッチ

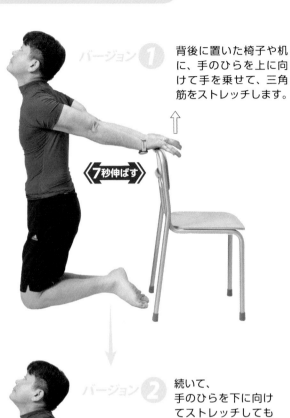

バージョン **1**

背後に置いた椅子や机に、手のひらを上に向けて手を乗せて、三角筋をストレッチします。

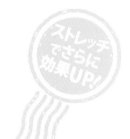

ストレッチでさらに効果UP!!

《7秒伸ばす》

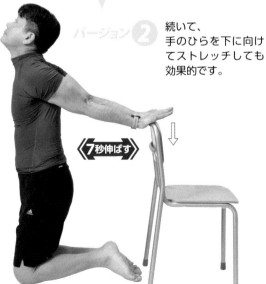

バージョン **2**

続いて、
手のひらを下に向けてストレッチしても効果的です。

《7秒伸ばす》

背中を少し反らすとさらに効果的です。

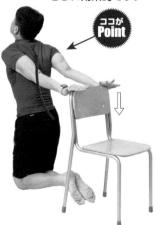

ココが
Point

(セルフマッサージは意外に効果的)

★肩こりや首こりが酷いと、思わず首をグッと曲げて首周囲の筋肉をストレッチしたくなりますよね。

しかしこり固まった筋肉内には、P8・P9で解説したように、筋硬結（トリガーポイント）が形成されている可能性があります。

筋硬結とは、筋原線維が痙攣して、絡み合ってできた小さなシコリです。

周囲の毛細血管を圧迫するため、循環不全を引き起こし、不快なこりや痛みが筋肉に生じます。

通常のストレッチは、筋肉全体を伸ばすには効果的ですが、筋原線維の痙攣を解きほぐす効果はありません。

筋硬結に対しては、筋硬結そのものをピンポイントでマッサージするのが最も効果的です。

筋硬結マッサージで留意すべきことは、筋肉全体をマッサージするのではなく、あくまでも「筋肉内の小さな点」を押すことです。

筋肉内のシコリを揉みほぐそうとせず、垂直に圧を加えて、パッとその圧を解くという「押圧マッサージ」を心がけましょう。

適度な圧を加えるだけの押圧マッサージは、表皮の下にある筋肉細胞や神経細胞を傷つける危険性も低下します。

また、筋肉の1点だけを、しつこく何度も押すのは避け、マッサージの強さ加減も、「ちょっと痛いけど、気持ちいい」と感じる程度にとどめるようにしてください。

多くの人は、「マッサージは人にしてもらうもの」と思っていますが、実際には自分で自分をマッサージする「セルフマッサージ」が最も安全で効果的です。

なぜなら、痛みは決して他人には理解できませんし、押されたときに感じる痛みが、危険なものかどうかを判断できるのは、他人ではなく、自分自身だからです。

手の届く範囲で、関節と関節の間にある筋肉を、表皮の上から直接押圧していきましょう。

他のポイントと明らかに異なる痛みを感じたら、そこが筋硬結です。

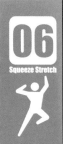

上腕二頭筋
の逆ストレッチ

》 魅力的な二の腕をつくる！
引き締まった二の腕を出せる！

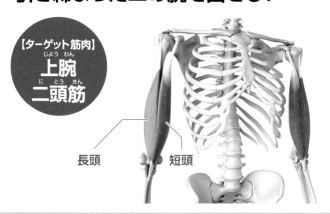

【ターゲット筋肉】
上腕
（じょう　わん）
二頭筋
（に　とう　きん）

長頭　　短頭

上腕二頭筋は、いわゆる「二の腕の力こぶ」にあたる筋肉です。女性がダイエットしたい部位で必ず挙げるのが、この「二の腕」です。

　ノースリーブから露出した「二の腕」は目立つため、女性の多くは、「太い二の腕はイヤ！　もっと細くしたい」と思っています。

　しかし、二の腕だけを細くすることは難しく、それよりも「二の腕を引き締めて形を整える」ほうが、はるかに現実的で簡単です。

　上腕二頭筋の両端の腱は、肘の内側と肩の前面に付着しています。逆ストレッチによって上腕二頭筋はその中心が引き締まり、肘と肩にある腱の付着部は細くなります。

　このように上腕二頭筋は、比較的簡単に形を整えることができる筋肉でもあります。

●上腕二頭筋（長頭）の逆ストレッチ

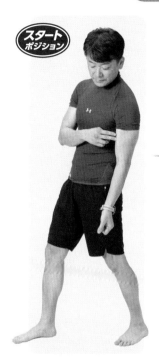

逆ストレッチする側の足を1歩後ろへ引き、上腕二頭筋に少しストレッチをかけます。

1

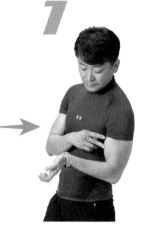

手のひらを上にして手首を反らせたまま、肘だけを曲げていきます。

手首は反らせたままで、上腕は外側に捻る感じで行ってください。

ココが
Point

2

7秒収縮

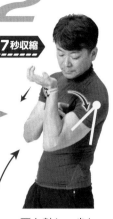

肩を軸に、少しだけ腕を上げてください。

★反対側も同じように行いましょう。

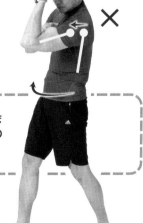
×

ココに注意！

☺肩の軸が動いてしまうと、上腕二頭筋への刺激が弱くなります。

●上腕二頭筋（短頭）の逆ストレッチ

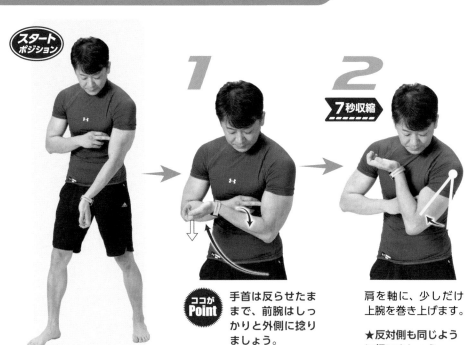

スタートポジション

1

2

7秒収縮

少し前かがみになり、身体の前で肘を曲げていきます。

ココがPoint
手首は反らせたままで、前腕はしっかりと外側に捻りましょう。

肩を軸に、少しだけ上腕を巻き上げます。

★反対側も同じように行いましょう。

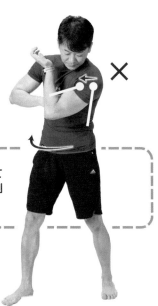

ココに注意！
⊕腰が捻れて肩の軸が動いてしまうと、上腕二頭筋への刺激が弱まります。

●上腕二頭筋のストレッチ

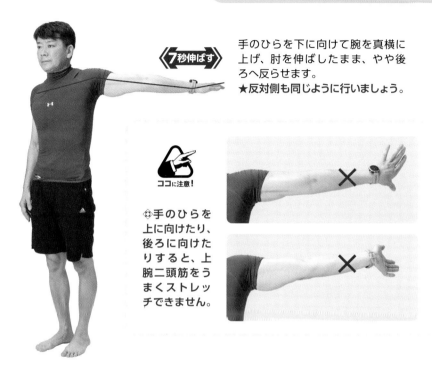

≪7秒伸ばす≫

手のひらを下に向けて腕を真横に
上げ、肘を伸ばしたまま、やや後
ろへ反らせます。
★反対側も同じように行いましょう。

ココに注意!

✪手のひらを
上に向けたり、
後ろに向けた
りすると、上
腕二頭筋をう
まくストレッ
チできません。

上腕二頭筋を正確に 刺激するコツとは？

イーベン先生の
ワンポイントアドバイス

★上腕二頭筋は文字通り、長頭と短頭の二つの筋肉に分
かれているため、ここで紹介する二種類の逆ストレッチによって、
それぞれを個別に刺激していくことが大切となります。

　上腕二頭筋には、肘を曲げるだけでなく、前腕を外側に捻る働きがありま
す。上腕二頭筋を正確に刺激するには、手首は反らせたままで、前腕をしっか
りと外側に捻りながら肘を曲げるようにしなければなりません。また、肘を完全
に曲げたところから、肩関節を中心軸にして、さらに腕を巻き上げていくと、上
腕二頭筋をさらに強く収縮させることができます。

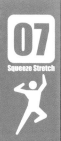
上腕三頭筋
の逆ストレッチ

≫ 二の腕のタルミ＆タプタプを削ぎ落とす

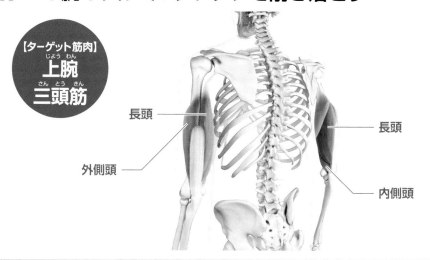

【ターゲット筋肉】
上腕
（じょう わん）
三頭筋
（さん とう きん）

長頭

外側頭

長頭

内側頭

　上腕三頭筋は上腕の後面にある筋肉で、いわゆる「二の腕のタルミ」となる筋肉です。上腕三頭筋が収縮すると、肘関節が伸ばされます。

　上腕三頭筋は長頭、外側頭、内側頭の３つに分かれており、長頭は肩甲骨から、外側頭と内側頭は上腕骨から始まり、全て肘に付着しています。

　私たちは普段の生活で、肘を伸ばして何かを押すという動作をあまりしません。そのため、上腕三頭筋は日常生活ではあまり使われないため、衰えやすく、タルミが目立つ筋肉です。

　上腕三頭筋が引き締まると、肩の後ろから肘にかけてのシルエットがシャープになるため、袖なしのドレスや服が似合うようになります。

●上腕三頭筋の逆ストレッチ

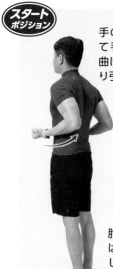

スタート ポジション

手のひらを上にして手を握り、肘を曲げ、後ろへしっかり引いてください。

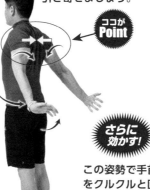

腕は内側へしっかりと捻り、左右の肩甲骨を引き寄せましょう。

ココが Point

7秒収縮

肘を完全に伸ばし、手首もしっかりと反らせます。

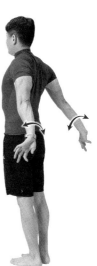

さらに 効かす!

この姿勢で手首をクルクルと回すと、循環を促進できます。

上腕三頭筋を鍛えることの重要性

★いわゆる"二の腕"といわれる上腕には、前面に肘を曲げるための上腕二頭筋（P38）、後面に上腕三頭筋があります。上腕二頭筋と上腕三頭筋の比率は約3対7です。

"腕を引き締める"または"腕を太くする"ためのエクササイズでは、どうしても前面で目立つ上腕二頭筋ばかりを意識してしまいます。しかし上腕全体をスタイリッシュに引き締めるためには、上腕三頭筋のケアを怠ってはなりません。

●上腕三頭筋のストレッチ

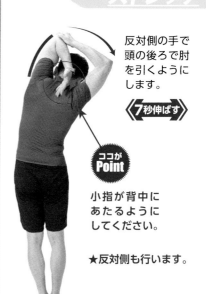

反対側の手で頭の後ろで肘を引くようにします。

7秒伸ばす

ココが Point

小指が背中にあたるようにしてください。

★反対側も行います。

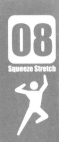

大胸筋
の逆ストレッチ

≫ バストアップに超効果的！

【ターゲット筋肉】
だい きょう きん
大胸筋

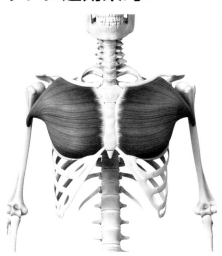

　パソコン操作から料理にいたるまで、身体の前で行う動作のほとんどが、左右の肩甲骨が開いて背中が丸まった状態で行われます。その姿勢では、身体の前面にある大胸筋はあまり使われることがないため、徐々に萎縮してしまいます。その結果、バストがタレ下がり、猫背姿勢も悪化してしまいます。

　この状態を打開するのが、大胸筋の逆ストレッチです。

　大胸筋の逆ストレッチで重要なことは、動作中は常に左右の肩甲骨を引き寄せたフォームを保ち続けることです。

　大胸筋の逆ストレッチを続けていると、肩甲骨を引き寄せる筋肉も強くなるため、胸を張る姿勢が楽になり、猫背も改善され、バストアップも期待できます。

◉大胸筋の逆ストレッチ
バージョン ①

胸の前で左右の手の
ひらを合わせて、押
しつぶすように力を
込めます。

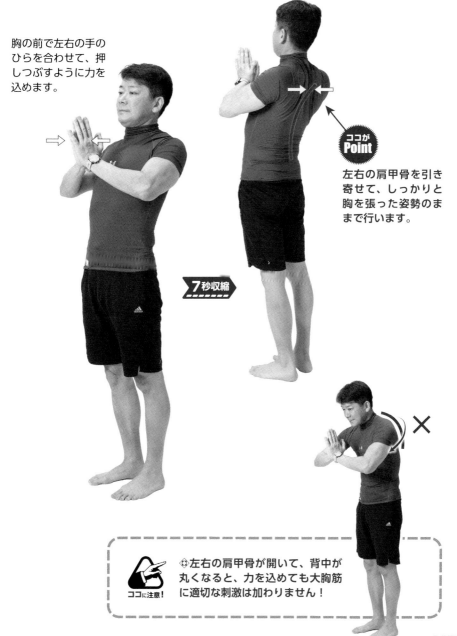

ココが
Point

左右の肩甲骨を引き
寄せて、しっかりと
胸を張った姿勢のま
まで行います。

7秒収縮

ココに注意！ ✪左右の肩甲骨が開いて、背中が
丸くなると、力を込めても大胸筋
に適切な刺激は加わりません！

◉大胸筋の逆ストレッチ
バージョン➋

大胸筋全体に効く

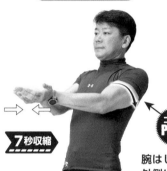

⇨ ⇦

7秒収縮

手のひらを上に向けて、胸の前で左右の小指をくっつけ、そのまま力を込めましょう。

大胸筋上部に効く

7秒収縮

ココが**Point**

腕はしっかりと外側に捻ったまで行います。

左右の肩甲骨を引き寄せたまま、顔の前で力を込めると、大胸筋上部が刺激されます。

大胸筋下部に効く

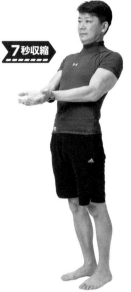

7秒収縮

ミゾオチの前あたりで力を込めると、大胸筋下部が刺激されます。

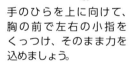

×

ココに注意！

✛背中が丸くなると左右の肩甲骨が開き、大胸筋への刺激が弱まります。

◎バストアップのための逆ストレッチ・エクササイズ

1 手のひらを下に向けて手を握り、腕を左右に上げます。

2 胸の前で、左右の小指を近づけるように脇を絞り、大胸筋を最大限収縮させましょう。

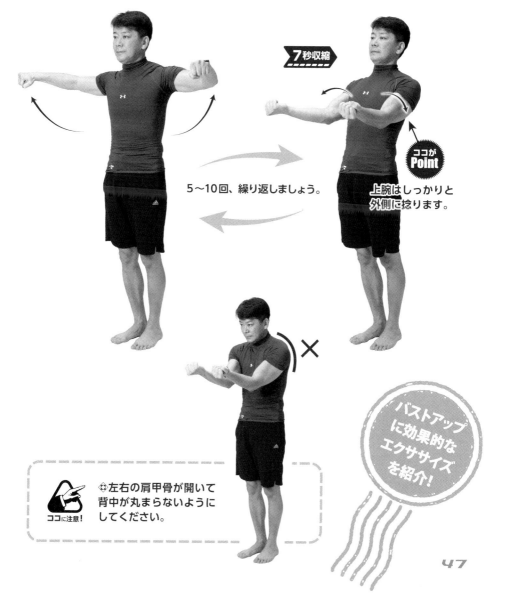

7秒収縮

5〜10回、繰り返しましょう。

ココが **Point**

上腕はしっかりと外側に捻ります。

ココに注意! ❀左右の肩甲骨が開いて背中が丸まらないようにしてください。

バストアップに効果的なエクササイズを紹介!

47

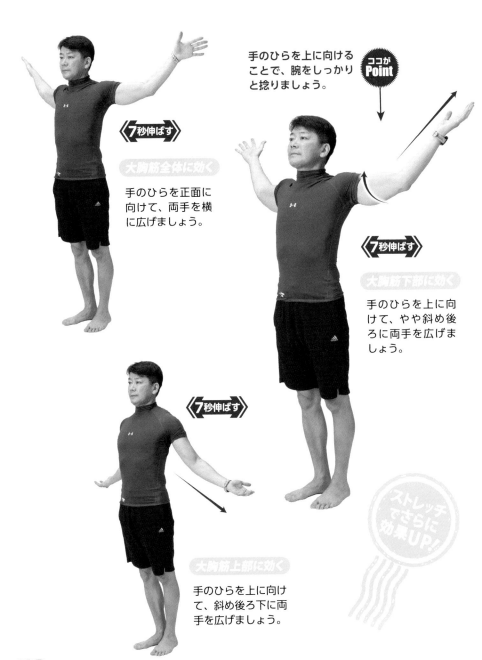

◉大胸筋のストレッチ

《7秒伸ばす》

大胸筋全体に効く

手のひらを正面に向けて、両手を横に広げましょう。

手のひらを上に向けることで、腕をしっかりと捻りましょう。

ココが Point

《7秒伸ばす》

大胸筋下部に効く

手のひらを上に向けて、やや斜め後ろに両手を広げましょう。

《7秒伸ばす》

大胸筋上部に効く

手のひらを上に向けて、斜め後ろ下に両手を広げましょう。

ストレッチでさらに効果UP!!

逆ストレッチの効果を左右する「フォーム」の重要性

★スポーツ競技であろうと、日常生活動作であろうと、ケガを防ぎ、パフォーマンスを向上させるためには、フォームがとても重要になってきます。

フォームとは「身体の動かし方」を意味しており、どのように関節を動かしていくかということです。

筋肉の収縮力は、関節の向き、動かす角度によって、驚くほど変化します。

例えば、上腕骨から胸骨にかけて付着している大胸筋の収縮力は、左右の肩甲骨を「寄せるか」「離すか」によって大きく異なってきます。

左右の肩甲骨を離した状態で、胸の前で手を合わせて力を込めても、大胸筋の起始と停止が近づかないため、最大限に収縮させることはできません。

これに対し、左右の肩甲骨を寄せて、さらに肘を伸ばした状態で胸の前で手を合わせて力を込めると、大胸筋の起始と停止が近づくため、筋肉を強烈に収縮させることができます。

筋肉を"これ以上は無理！"というところまで収縮させることができれば、様々な効果を得ることができるのは、P6 で解説したとおりです。

本書に掲載されているエクササイズは、筋肉の起始と停止を最大限に近づけて、筋肉を強く収縮できるフォームとなっています。

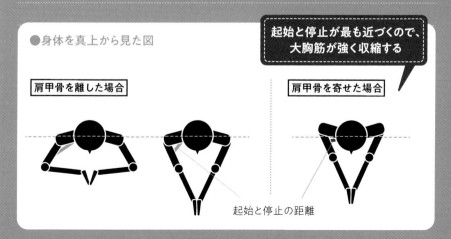

●身体を真上から見た図

起始と停止が最も近づくので、大胸筋が強く収縮する

肩甲骨を離した場合

肩甲骨を寄せた場合

起始と停止の距離

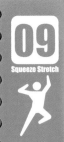

腹筋 の逆ストレッチ

≫ ポッコリお腹を引き締めて、ウエストのクビレをつくる！

【ターゲット筋肉】
腹直筋＆
腹斜筋群

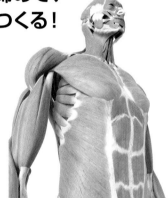

お 腹の前面には、いわゆる「シックスパック」と呼ばれる腹直筋があり、この筋肉が緩んでくると、胃や腸などの内臓が前にせり出して、ポッコリお腹になるだけでなく、腰椎が前に湾曲するため腰骨に負担がかかり、腰痛が引き起こされます。

　脇腹には、表層から順に、外腹斜筋、内腹斜筋、腹横筋の３つの筋肉があり、まるでコルセットのように腹部を取り囲んでいます。

　お腹回りの腹筋が強く引き締まると、ウエストが細くなり、腰全体がクビレてみえるようになります。

　腹筋の逆ストレッチをするときのポイントは、最初に「ドローインした状態」、つまり腹式呼吸でお腹をできるだけへこませてから、逆ストレッチを始めることです。ドローインで筋肉を収縮させた状態から、さらに腹筋の起始と停止を近づけてやることで、腹筋を最大限に収縮させることができるからです。

◉腹筋の逆ストレッチ

バージョン **①**

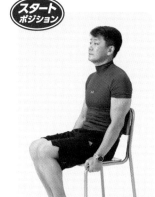

スタート
ポジション

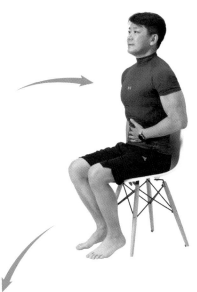

1

椅子に座って、
思いっきりお腹
をへこませます。
（ドローイン）

2

お腹をへこませ
たまま、背中を
丸めて顔を膝に
近づけます。

7秒収縮

ココが
Point

背中を丸めると同
時に、踵を上げて
つま先立ちになり
ましょう。

3

さらに
効かす！

さらに両膝を両
手で押さえると、
腹直筋に大きな
負荷をかけるこ
とができます。

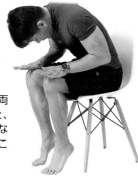

✕

ココに注意！

⊕顔を上げると背中が
伸びてしまうので、腹
直筋が収縮しません。

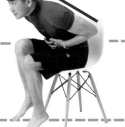

◉腹筋の逆ストレッチ
バージョン②

お腹をへこませて前かがみになった
状態から、片足を上げてみましょう。

7秒収縮

さらに効かす!

片足を上げたま
ま、上半身を左
右に交互に回し
てみましょう。

7秒収縮

★反対側も行いましょう。

さらに効かす!

7秒収縮

持ち上げた片足の膝を押さえて、
負荷をかけてみましょう。

足踏みを5〜10回
繰り返すのも効果的です。

◉腹筋の逆ストレッチ
バージョン ③

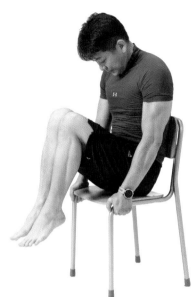

椅子の座面を両手でしっかりと握ります。両膝を曲げたまま、両太ももを持ち上げます。

7秒収縮

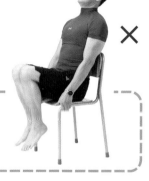

ココに注意! ☝上半身が後ろに倒れると効果がありません。

仕事中にコッソリできる腹筋の逆ストレッチです。机に両手をついて上から押さえながら、両太ももを持ち上げましょう。

コッソリできる!

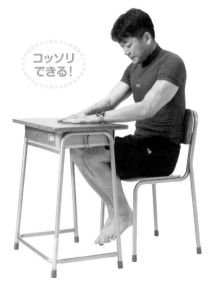

ココがPoint ➡

腹筋の逆ストレッチをするときは、必ずお腹はへこませたままで行います。

◉腹筋の逆ストレッチ　バージョン④

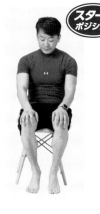

スタートポジション

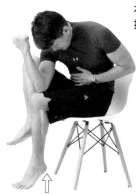

右膝を持ち上げ、右肘で左膝頭を押さえます。

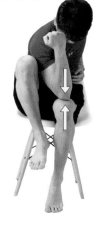

7秒収縮

ココに注意！

☺始める前に必ずお腹をへこませるドローインをしましょう。お腹をへこませたままで7秒間保持します。

踵を上げてつま先立ちに。★反対側も同じように行いましょう。

ココがPoint

◉腹筋の逆ストレッチ　バージョン⑤

1 両手を頭の後ろで組み、しっかりとお腹をへこませるドローインをしてください。

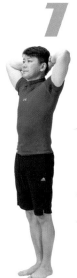

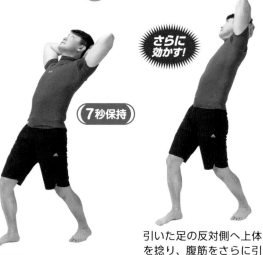

さらに効かす！

7秒保持

2 お腹をへこませたまま、片足を後ろへ引き、身体を後ろへ反らせます。（無理をしないように注意！）

引いた足の反対側へ上体を捻り、腹筋をさらに引き伸ばします。

★反対側も同じように行いましょう。

今までの腹筋運動の常識を覆す「腹筋逆ストレッチ」

ポッコリ突き出たお腹をへこませるために、多くの人がシットアップやクランチ、プランクなどの腹筋運動を頑張っています。ところがこのような"一般的な"腹筋運動で、お腹をへこませたり、割れたシックスパックを手に入れたりすることは、かなり困難です。ここではまず、今までの腹筋運動の常識を覆す、腹筋逆ストレッチの黄金律について理解しましょう。

◎腹筋逆ストレッチの黄金律 その1【腹筋は最大限に収縮させる!】

　一般的な腹筋運動では、腹筋の起始と停止が最大限に近づいていないため、十分に筋肉を収縮できていません。

　腹筋も、胸や腕といった他の部位の筋肉と同様に、タルミを引き締めるためには、起始と停止をしっかりと近づけて思いっきり収縮させる必要があります。

◎腹筋逆ストレッチの黄金律 その2【腹筋運動は回数をこなしても意味がない!】

　起始と停止を近づけて腹筋を思いっきり収縮させると、非常に大きな刺激を腹筋に加えることができます。引き攣るような強い刺激を腹筋に加えることができるならば、腹筋運動は数回するだけでも十分な効果を得られます。

　一般的な腹筋運動は、負荷が軽いために、どうしても20回、30回と繰り返しできてしまい、あたかも「やったような気」になってしまいます。腹筋運動も「量より質」が大切です。

◎腹筋逆ストレッチの黄金律 その3【縮めた腹筋は力を抜かずに引き伸ばす!】

　一般的な腹筋運動は、腰を曲げて腹筋を縮める運動です。

　しかし、縮もうとする筋肉に対して、それを引き伸ばすように力を加えることで、さらに強い刺激を加えることができます。

　"腹筋は縮めて鍛える"ことも大切ですが、ドローインなどで思いっきり収縮させた筋肉を、背筋を使って引き伸ばしてやることで、より強い刺激を加えることができます。

◎腹筋逆ストレッチの黄金律 その4【お腹の皮下脂肪を落とすことが先決!】

　お腹の回りには、いわゆる皮下脂肪がたっぷりとついています。どんなに腹筋が引き締まっても、分厚い皮下脂肪に覆われていては意味がありません。

　お腹を引き締め、腹筋のシックスパックを見せるためには、お腹回りの皮下脂肪を削ぎ落とすことのほうが、はるかに重要なのです。腹筋逆ストレッチと並行して、食事制限に取り組みましょう。

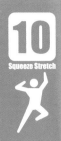
腰方形筋
の逆ストレッチ

≫ 腰痛の予防・改善に！
腰の柔軟性アップに！

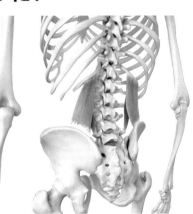

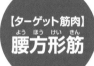

【ターゲット筋肉】
腰方形筋（ようほうけいきん）

腰方形筋は腰の奥深くにある筋肉です。脚を組んで椅子に座り続けるなど、腰椎が横に曲がった状態が長時間続くと、左右のバランスが崩れてしまいます。

　その結果、腰痛になったり姿勢が悪くなるだけでなく、腰椎が変形する側弯症（そくわん）の危険性も高まります。

　腕を上げて脇腹や背中を引き伸ばす一般的な腰のストレッチでは、腰が伸ばされて気持ちがよいのですが、実際には腰方形筋の上に位置する広背筋がストレッチされています。

　腰方形筋は、一番下の肋骨と骨盤後部の上縁を結んでいますから、この２ヵ所の距離を縮めたり伸ばしたりすることで、できるだけ腰方形筋だけを正確に収縮させたりストレッチさせたりすることができます。

●腰方形筋の逆ストレッチ

両足を肩幅に開いて
立ち、片足だけつま
先立ちになります。

7秒収縮

片方の肩甲骨だ
けを少し後ろに
反らせます。

肩を引き下げて、
腰方形筋を
逆ストレッチします。

骨盤の片側だけを
持ち上げる感じで
行います。

親指で腰方形筋
の収縮を確認して
みましょう。

★反対側も同じように行いましょう。

●腰方形筋のストレッチ

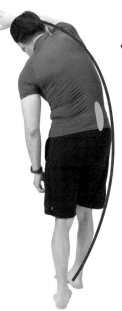

〈7秒伸ばす〉

片足を1歩前に
出し、腕を反対
側の斜め上、前
方へ伸ばします。

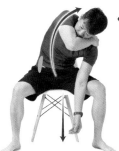

〈7秒伸ばす〉

椅子に座って、伸ば
したいほうの手を、
首の前から反対側の
肩に乗せます。
反対側の手を床につ
けるように、背骨を
横へ倒します。

★反対側も同じように行いましょう。

⊕腕を上げてしまうと、広
背筋などの他の筋肉のスト
レッチ感が強くなり、正確
に腰方形筋だけを伸ばすこ
とができなくなります。

ココに注意!

57

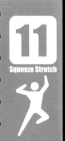

11
Squeeze Stretch

脊柱起立筋
の逆ストレッチ

>> 腰の違和感、強張りを劇的に改善する！

【ターゲット筋肉】
**脊柱
起立筋**
（せき ちゅう）
（き りつ きん）

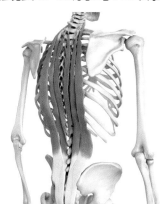

背 骨の左右に沿って骨盤から後頭部まで伸びている脊柱起立筋は、重力に逆らって常に姿勢を保っているため、疲労が蓄積してガチガチに硬くなっています。

　腰痛の予防や改善、腰の強張りを軽減するためには、この脊柱起立筋のケアが必須となります。

　脊柱起立筋の逆ストレッチは、一般的な背筋運動やプランクに比べて、より簡単かつ安全に脊柱起立筋を強く収縮させることができるため、背筋の強化には最適です。

　また、脊柱起立筋のケアではストレッチが欠かせません。しかし一般的な腰のストレッチは、腰椎（腰の骨）の解剖学的な構造を無視したものが多いため、腰に負荷がかかってしまいます。

　本節で腰の解剖学的構造を理解し、腰に負荷をかけない脊柱起立筋のストレッチをマスターしましょう。

◎脊柱起立筋の逆ストレッチ

バージョン ①

スタート ポジション

7秒収縮

脊柱起立筋だけを
収縮させて、手を
押し下げるように
力を加えます。

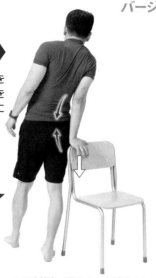

ココが Point

机や椅子の背もたれなどに、
後ろ向きになって手をつき
ます。

肘を伸ばして腕は
1本の棒のように
し、腰を反らす感
じで行います。

★反対側も同じように行いましょう。

◎脊柱起立筋の逆ストレッチ

バージョン ②

スタート ポジション

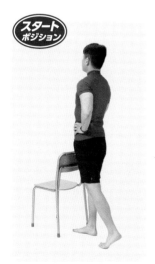

7秒収縮

引いた足を後ろへ
持ち上げながら、
同時に腰を反らし
ていきます。

膝と股関節を後ろに
持ち上げるのではな
く、脊柱起立筋を収
縮させることを意識
しましょう。

ココが Point

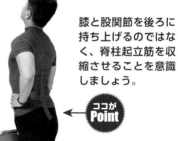

片手を腰にあて、片足を後ろ
へ1歩引きます。

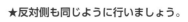

★反対側も同じように行いましょう。

◉ 脊柱起立筋のストレッチ

【しゃがみ込み】

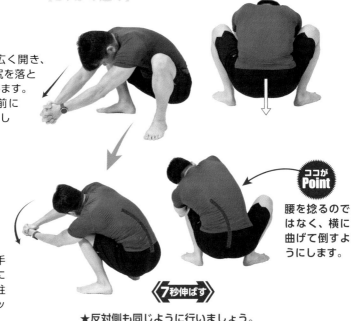

1 両足を肩幅より広く開き、その間に深くお尻を落としてしゃがみ込みます。両手を組んで、前にしっかりと伸ばします。

2 前に伸ばした両手を横へ回すようにして、片側の脊柱起立筋をストレッチします。

> **ココが Point**
> 腰を捻るのではなく、横に曲げて倒すようにします。

◀7秒伸ばす▶

★反対側も同じように行いましょう。

◉ 脊柱起立筋のストレッチ

【弓なり】

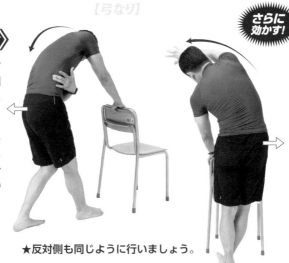

◀7秒伸ばす▶

片手で椅子などを持ち、同じ側の足を1歩前に出します。

そのままお尻を後ろへ突き出しながら、上半身を横に倒していきましょう。

> **さらに効かす！**

足首を交差させて、片方の腕を反対側の斜め上へ伸ばします。

そのままお尻を斜め後ろへ動かし、片側の脊柱起立筋をストレッチします。

★反対側も同じように行いましょう。

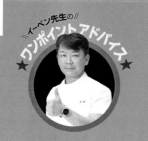

イーベン先生の
ワンポイントアドバイス

腰を捻る
ストレッチは
控えよう！

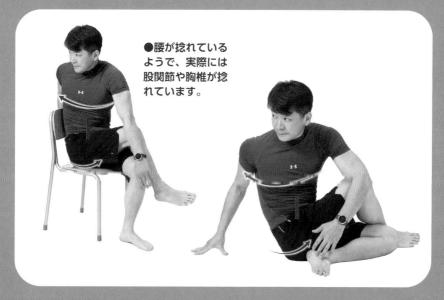

●腰が捻れている
ようで、実際には
股関節や胸椎が捻
れています。

★腰椎（腰の骨）は構造上、ほとんど捻ることができません。"腰の捻れ"は実際には、股関節や腰椎の上にある胸椎を捻ることであり、外見上は捻れているように見えているにすぎないのです。

"捻れ"は非常に強い力を生み出します。例えば濡れた雑巾を絞る場合、ギュッと握っても水滴を絞り切ることはできませんが、捻りを加えると最後の1滴まで絞り切ることができます。

ですから頻繁に腰を捻るのは控えたほうがよいのです。

背柱起立筋のストレッチでは、腰を捻る必要はなく、腰を横に倒す、または骨盤を巻き込んだ状態で背骨を横に曲げることが大切になります。

腸腰筋

の逆ストレッチ

**≫ 腰が伸びる！
歩く、走るが楽になる！**

【ターゲット筋肉】
ちょう よう きん
腸腰筋

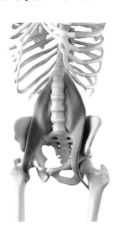
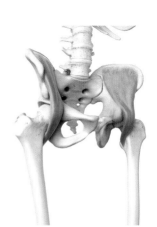

腸 腰筋は胃や腸といった内臓の奥にある強力なインナーマッスルで、腰椎（腰の骨）の前面と大腿骨を結んでいます。お腹の奥のほうにあるため直接触れることができず、意識することが難しい筋肉です。

　腸腰筋は、歩く、走るときに太ももを振り上げる働きがあるだけでなく、腰痛や姿勢にも深く関係している非常に重要な筋肉です。

　椅子に座る時間が長いと、腸腰筋が縮んだまま硬くなってしまうため、慢性的に腰椎が前方へ引っ張られてしまいます。その結果、腰を伸ばせなくなる、脚の動きが悪くなる、背骨の自然なＳ字カーブが乱されて姿勢が悪くなるなどの弊害が生じるようになります。

　また、大腿骨に付着している腸腰筋の腱のテンションが高まると、股関節の深部に違和感や痛みが生じるようになります。

◉腸腰筋の逆ストレッチ

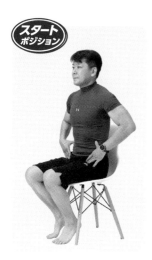

スタートポジション

指をお腹と太ももの付け根にあてて、腸腰筋の位置をイメージして確認してみましょう。

片膝を持ち上げて、太ももと腹部をしっかりと近づけます。

7秒収縮

さらに効かす!

7秒収縮

ココが Point

顔は前に向けて、できるだけ背中が丸くならないようにします。
椅子の端を手でしっかりと握っておきましょう。

反対側を向くように肩を回すと、太ももの付け根の深部で、腸腰筋の強い収縮を感じることができます。

★反対側も同じように行いましょう。

◉腸腰筋の**ストレッチ**

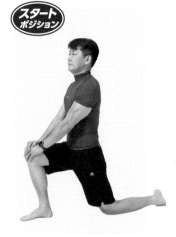

スタート ポジション

片足を前に出し、足を前後
に開きます。

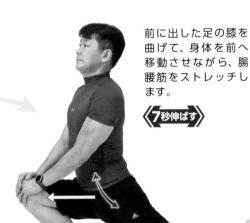

前に出した足の膝を
曲げて、身体を前へ
移動させながら、腸
腰筋をストレッチし
ます。

《7秒伸ばす》

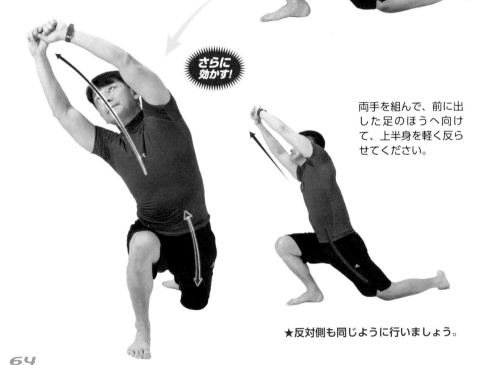

さらに 効かす!

両手を組んで、前に出
した足のほうへ向け
て、上半身を軽く反ら
せてください。

★反対側も同じように行いましょう。

姿勢と腰痛に深く関係する腸腰筋

●腸腰筋は腰椎の前面と、大腿骨に伸びている非常に強力で大きな筋肉です。

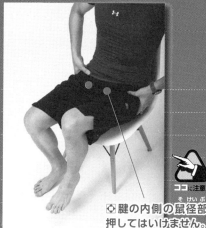

★ウオーキングやランニング、エアロバイクといった長時間に及ぶ有酸素運動では、繰り返し太ももを持ち上げる必要があるため、腸腰筋が酷使され、疲労が蓄積して硬くなってしまいます。

ココに注意！
◎腱の内側の鼠径部は押してはいけません。

　腸腰筋が硬いと、脚を振り上げる動作に負荷がかかるだけでなく、慢性的に腰椎が前方へ引っ張られるため、腰痛が悪化したり、姿勢が乱れたりするといった様々な弊害が生じるようになります。

　ダイエットに不可欠な有酸素運動の効率を高めるためにも、腸腰筋は必ずケアしなければならない筋肉の1つでもあります。

　腸腰筋は腹部のインナーマッスルでもあるため、直接マッサージすることが難しい筋肉です。しかし、大腿骨に付着している腱の付近は指で触れることが可能です。

　ズボンのポケットに親指を入れる感じで太ももの付け根あたりを押さえ、太ももを上げ下げすると、腸腰筋の腱が力強く動くのを確認できます。

　股関節の前面や腰に痛みがある場合は、腸腰筋が硬くなっている可能性もあるため、この腱を優しく押さえて腸腰筋をマッサージするのも有効です。

　腸腰筋は、逆ストレッチ、ストレッチ、マッサージを組み合わせることで、より効果的なケアができるようになります。

股関節のインナーマッスルの逆ストレッチ

>> 股関節の安定性を高める!
股関節の痛みを予防・改善する!

【ターゲット筋肉】
股関節のインナーマッスル

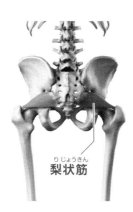

りじょうきん
梨状筋

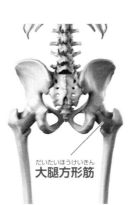

だいたいほうけいきん
大腿方形筋

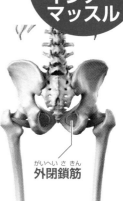

がいへいさきん
外閉鎖筋

股 関節は大腿骨が骨盤にハマり込んでできています。大臀筋や中臀筋といった臀部の大きな筋肉が収縮して大腿骨が動かされると、大腿骨には、骨盤から引き抜かれるような力が加わります。

このとき大腿骨と骨盤を繋ぎ止め、股関節を安定させる役割を担っているのが、股関節のインナーマッスルです。

股関節は前後左右だけでなく、内側と外側に捻れるようになっています。股関節のインナーマッスルはこの捻れに作用するため、逆ストレッチ&ストレッチでは、大腿骨を正確に捻ることが大切になってきます。

股関節のインナーマッスルが強くなると、股関節の安定性が高まり、動作の安定性が高まるだけでなく、太ももの付け根のクビレが目立つようになり、美尻効果も期待できます。

◉股関節インナーマッスルの逆ストレッチ

片足のつま先を
外側に向けるよ
うに、足全体を
捻ります。

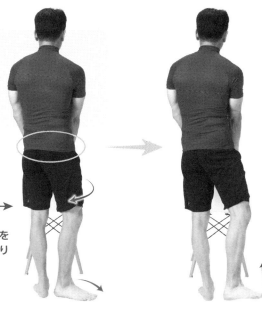

腰は捻らず、太ももを
軸にして足だけを捻り
ましょう。

7秒収縮

つま先を外側
に向けた状態
で、足を後ろへ
約10㎝ほど持
ち上げます。

★反対側も同じ
ように行いまし
ょう。

椅子に座って、
片方の太ももを
持ち上げます。

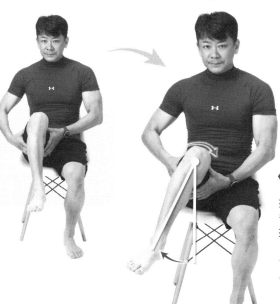

7秒収縮

持ち上げた太
ももを内側に
捻ります。

★反対側も同じ
ように行いまし
ょう。

67

◉股関節のインナーマッスルのストレッチ

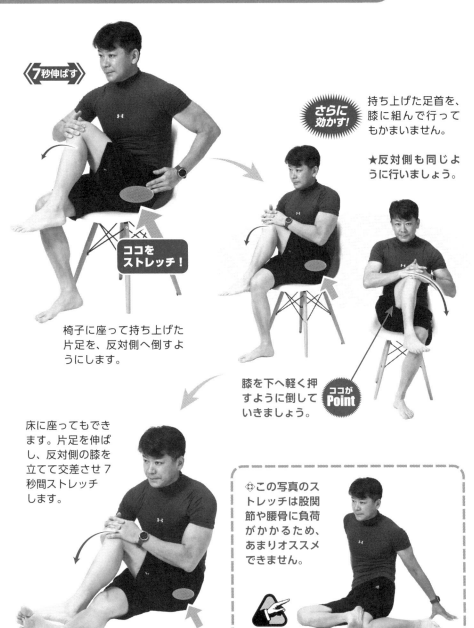

《7秒伸ばす》

**ココを
ストレッチ！**

椅子に座って持ち上げた
片足を、反対側へ倒すよ
うにします。

**さらに
効かす！**

持ち上げた足首を、
膝に組んで行って
もかまいません。

★反対側も同じよ
うに行いましょう。

膝を下へ軽く押
すように倒して
いきましょう。

**ココが
Point**

床に座ってもでき
ます。片足を伸ば
し、反対側の膝を
立てて交差させ7
秒間ストレッチ
します。

✿この写真のス
トレッチは股関
節や腰骨に負荷
がかかるため、
あまりオススメ
できません。

ココに注意！

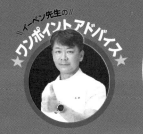

イーベン先生の ★ワンポイントアドバイス★

坐骨神経痛の予防・改善に！

★坐骨神経痛とは、臀部から太ももの裏側や外側にかけて生じる鈍い痛みやシビレなどの症状です。

　この坐骨神経痛は病名ではなく、頭痛や腹痛といったような症状名にすぎません。

　例えば腹痛という症状は、胃潰瘍や虫垂炎などの病気によって引き起こされます。

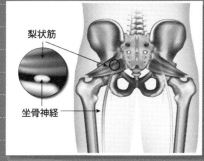

梨状筋

坐骨神経

　ですから、坐骨神経痛という症状も、腰椎椎間板ヘルニア、腰部脊柱管狭窄症といった病気によって引き起こされます。

　注意しなければならないのは、坐骨神経痛があるからといって、即、腰椎椎間板ヘルニアや腰部脊柱管狭窄症があるとは限らないということです。

　太くて長い坐骨神経は、坐骨付近の深部にある梨状筋の下（人によっては梨状筋の間）を通って、太ももの裏へと伸びているため、臀部の筋肉、梨状筋、太もも裏の筋肉が疲労して硬くなったり、弱くなったりしてくると、筋肉痛が生じてきます。これが坐骨神経痛である場合も珍しくはありません。

　坐骨神経痛が筋肉の疲労によって生じている場合は、臀部や太ももの裏側の筋肉を逆ストレッチしたり、テニスボールやゴルフボールの上に乗って、臀部の筋肉をマッサージするのも効果があります。

　ただし、坐骨神経痛に加えて、足首や足の指を反らす力が低下したり、長時間立っていられない、長距離を歩けないといった症状がある場合は、医療機関で、腰椎の状態をしっかりとチェックしてもらうようにしましょう。

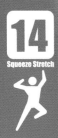

14 臀部の筋肉
Squeeze Stretch
の逆ストレッチ

>> 美しいヒップラインを手に入れる!
憧れの美尻を手に入れる!

【ターゲット筋肉】
だい でん きん ちゅう でん きん
大臀筋・中臀筋・
しょう でん きん
小臀筋

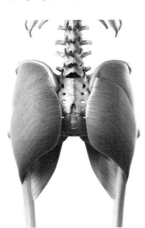

現代社会では、階段を昇り降りするなど、臀部の筋肉を動かす機会が極端に減っている一方で、長時間、椅子に座ったままのオフィスワークが増えています。その結果、多くの人の臀部の筋肉は弱く、硬くなり、ヒップラインも垂れ下がるという悪循環に陥っています。

美しいヒップラインを手に入れるためには、臀部の筋肉を思いっきり収縮させて引き上げる力を養うことで、筋肉そのものの形を整えるという意識を持つことが大切です。

美尻のための逆ストレッチでは、臀部にある大きな筋肉群(大臀筋、中臀筋、小臀筋)をしっかりと刺激できるため、全身の代謝も上がり、痩せやすくなるというメリットもあります。

P108のスクワットを併用すると効果倍増です!

●臀部の筋肉の逆ストレッチ

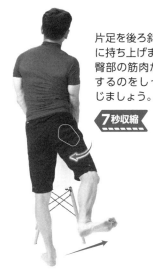

片足を後ろ斜め約40度
に持ち上げます。
臀部の筋肉が強く収縮
するのをしっかりと感
じましょう。

7秒収縮

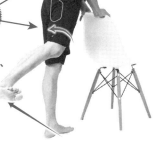

**ココが
Point**

腰は少し反らせ気味で、
太ももは開くだけでなく、
外側に捻ります。

★反対側も同じように
行いましょう。

●臀部の筋肉のストレッチ

椅子に座って足首を太ももの上
に乗せ、上体を前に倒していき
ます。

7秒伸ばす

**さらに
効かす!**

上体を右または
左に倒すと、異
なるストレッチ
感を得ることが
できます。

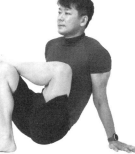

床に座ってもできま
す。足首を曲げた膝に
乗せて、臀部の筋肉を
ストレッチします。

★反対側も同じように
行いましょう。

71

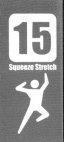

ハムストリングス
の逆ストレッチ

≫ 太ももを細くし、ヒップにメリハリを出す！

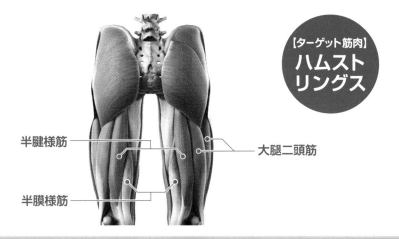

【ターゲット筋肉】
ハムストリングス

半腱様筋

大腿二頭筋

半膜様筋

ハムストリングスとは、太ももの裏側にある大腿二頭筋、半腱様筋、半膜様筋という３つの筋肉のことです。

歩く・走るとき、ハムストリングスが強く収縮して、股関節が後ろへ動き、膝関節が曲がって、足裏で地面を後ろへ蹴り上げることで、身体は前進していきます。

私たちは普段の生活で、歩く・立つとき以外の場面では、膝関節を曲げていることが多く、そのため、ハムストリングスは拘縮しやすく、弱くなりやすい筋肉でもあります。

ハムストリングスが弱く硬くなると、股関節と膝関節の動きが悪くなり、太ももを上げにくく、膝が伸ばしにくくなります。

逆ストレッチでしっかりと筋肉を収縮させた後に、通常のストレッチで伸ばしてやることで、ハムストリングスの柔軟性を高めることができます。

●ハムストリングスの逆ストレッチ

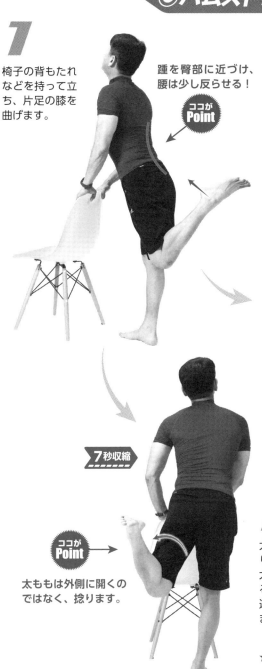

1

椅子の背もたれなどを持って立ち、片足の膝を曲げます。

踵を臀部に近づけ、腰は少し反らせる！

ココが Point

2

太ももを内側へ捻ります。
太もも内側にある半腱様筋、半膜様筋を逆ストレッチできます。

7秒収縮

ココが Point

太ももは内側に閉じるのではなく、捻ります。

7秒収縮

ココが Point

太ももは外側に開くのではなく、捻ります。

2'

太ももを外側に捻ります。
太ももの外側にある、大腿二頭筋を逆ストレッチできます。

★反対側も同じように行いましょう。

◉ハムストリングスのストレッチ

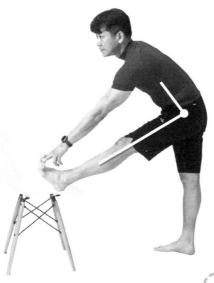

バージョン ①

椅子の座面に踵を
のせ、つま先を引
き上げます。
つま先まで指が届
かない場合は、上
半身を前へ倒すだ
けでもOK。

《7秒伸ばす》

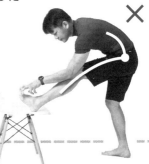

×

ココに注意! ✋ 股関節を中心に上半身を前に
倒します。背中は丸めないこと!

バージョン ②

《7秒伸ばす》

床に座って片足だけを開脚するよ
うに斜め横へ伸ばし、上半身を足
に沿って倒していきます。

ココが Point

開脚や体前屈でハムストリン
グスをストレッチする場合
は、片足ずつ行うようにして
ください。
腰骨への負荷が減り、ハムス
トリングスだけにストレッチ
を効かすことができます。

バージョン ③

《7秒伸ばす》

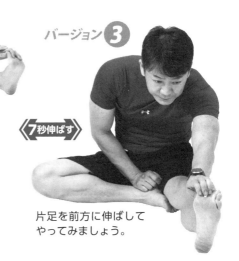

片足を前方に伸ばして
やってみましょう。

★反対側も同じように行いましょう。

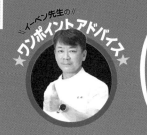

★イーベン先生の★
★ワンポイント アドバイス★

自分の心拍数を
チェックしておこう!

★逆ストレッチで筋肉を強く収縮させると、瞬間的に心拍数（心臓が1分間に拍動する回数）が上昇します。この心拍数は、ストレスや運動強度によって常に変動しているため、体調管理や異常の早期発見に役立つ、非常に有用な指標として活用することができます。

ひと昔前まで、心拍数の計測には、特別な医療機器が必要でした。

ところが現在では、手首に巻くだけで簡単に心拍数を計測できるスマートウオッチが普及しているため、誰もが、いつでも、どこでも、自分の心拍数を把握できるようになっています。

このように非常に簡単になった心拍数の計測ですが、1つ見落としてはならないものがあります。

それが不整脈です。

不整脈が起こると、心臓が痙攣したように細かく震えて、血液をうまく全身に送り出せなくなってしまうため、めまいや意識が消失したりすることがあります。

また、不整脈になると心臓に血液が鬱滞しやすくなるため、血液の固まり（血栓）ができてしまうことがあります。（血液は流れていないと固まりやすくなるからです）

この血栓が血液にのって流れていき、脳の血管で詰まると脳梗塞、心臓の血管で詰まると心筋梗塞のような命に関わる病気を引き起こす危険性が生じます。

ですから、スマートウオッチに表示される数値だけで心拍数を判断するのではなく、自分の指でしっかりと脈拍を測定する習慣をつけるようにしましょう。

脈拍は手首の手のひら側に触れる「橈骨動脈」を指で押さえてみて、規則正しいかどうかをチェックするとよいでしょう。

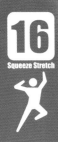

16
Squeeze Stretch

大腿四頭筋
の逆ストレッチ

》》**膝が安定し、痛みも軽減する！**
階段の昇り降りが楽になる！

【ターゲット筋肉】
大腿
四頭筋

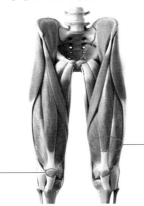

大腿四頭筋

膝蓋骨

太 ももの前面には、大腿四頭筋という大きな筋肉があり、その働きは膝を伸ばすことと膝関節の安定性を高めることです。

　大腿四頭筋が弱くなると、膝の力が抜けて急にカクッとなる"膝折れ"や、転倒をしやすくなるなどの危険性が高くなります。

　大腿四頭筋は４つの長い筋肉が１つとなり、膝蓋を覆いながら、弁慶の泣き所付近まで伸びています。大腿四頭筋が疲労して硬くなると、筋肉の腱に慢性的に負荷がかかるため、腱が付着している膝の前面から弁慶の泣き所付近にかけて鈍い痛みが生じることがあります（膝蓋靭帯炎）。

　ここで紹介する大腿四頭筋の逆ストレッチは、通常の「膝伸ばし運動」よりも効果的、効率的に大腿四頭筋を強化することができるため、高齢者に対する転倒予防体操としても最適です。

◉大腿四頭筋の逆ストレッチ
バージョン ①

椅子に深く腰掛け、両手で座面の端をしっかりと握ります。

膝と足首を伸ばしたまま、片足を太もも裏が座面から離れるまでしっかりと持ち上げます。

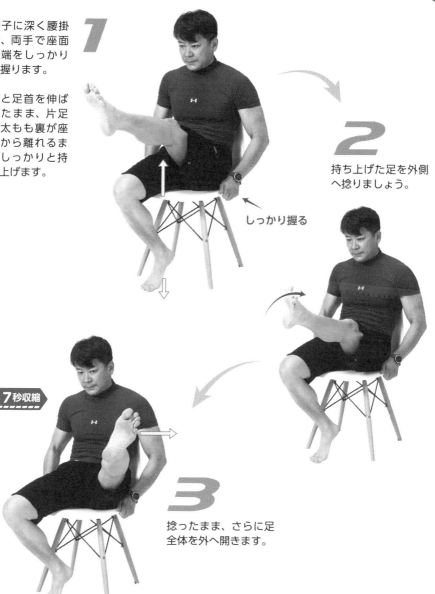

1

しっかり握る

2

持ち上げた足を外側へ捻りましょう。

7秒収縮

3

捻ったまま、さらに足全体を外へ開きます。

★反対側も同じように行いましょう。

●大腿四頭筋の逆ストレッチ
バージョン❷

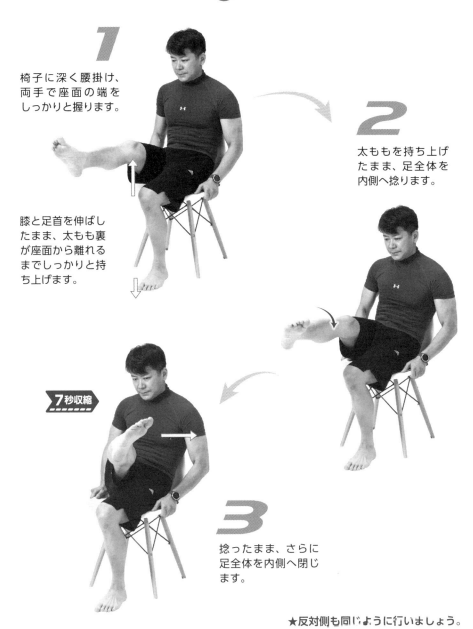

1

椅子に深く腰掛け、
両手で座面の端を
しっかりと握ります。

膝と足首を伸ばし
たまま、太もも裏
が座面から離れる
までしっかりと持
ち上げます。

2

太ももを持ち上げ
たまま、足全体を
内側へ捻ります。

7秒収縮

3

捻ったまま、さらに
足全体を内側へ閉じ
ます。

★反対側も同じように行いましょう。

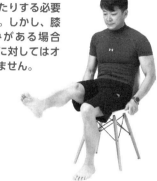

❀通常の「膝伸ばし運動」では、大腿四頭筋に負荷をかけるために、足首に重りをつけたりする必要があります。しかし、膝関節に痛みがある場合や、高齢者に対してはオススメできません。

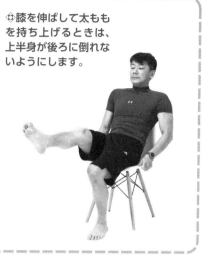

❀膝を伸ばして太ももを持ち上げるときは、上半身が後ろに倒れないようにします。

ココに注意！

◉大腿四頭筋の**ストレッチ**

大腿四頭筋は、太ももの前面から膝蓋を覆い、弁慶の泣き所にかけて付着している長い筋肉です。

筋肉全体をストレッチするには、股関節を後ろへ反らせ、膝関節をしっかりと曲げてやる必要があります。

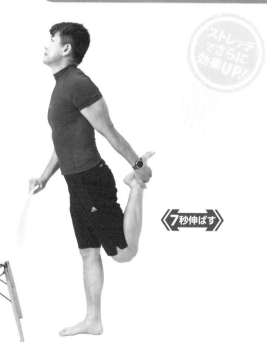

ストレッチでさらに効果UP!

《**7秒伸ばす**》

79

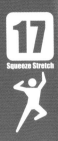

内転筋群
の逆ストレッチ

>> 太ももを細くし、美脚を手に入れる！

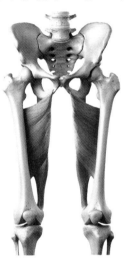

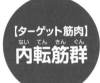

【ターゲット筋肉】
内転筋群
ない　てん　きん　ぐん

太ももの内側には、脚を閉じるときに収縮する内転筋群と呼ばれる筋肉が何層にも重なっています。

　内転筋群は非常に収縮しやすく、柔軟性に乏しい筋肉です。

　特に女性は椅子に座るときは両膝をピタッとつけて座り、歩くときも内股気味に脚を閉じて歩くため、内転筋群に疲労が蓄積し、硬くなっています。

　また、脚を組んで椅子に座る姿勢も内転筋群を疲労させてしまいます。

　内転筋群が強くしなやかになると、脚を閉じる力がアップし、太ももが引き締まってくるため、均整のとれた、まっすぐな美脚ラインを手に入れることができます。

　また、内転筋群の柔軟性が高まると、股関節の動きが良くなり、ダイナミックな動作ができるようになります。

◉内転筋群の逆ストレッチ

1 椅子に深く腰掛け、座面の端を両手でしっかりと握り、太ももが座面から離れるまで持ち上げます。

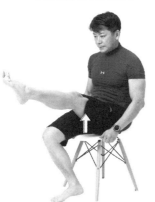

2 伸ばしたほうの足の膝裏で、反対側の足の膝頭を押さえつけます。

7秒収縮

★反対側も同じように行いましょう。

壁を使った逆ストレッチ

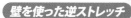

壁に向かって開脚して座り、足で壁を押すように力を込めます。

ココが Point

反対側の足の踵を上げて、下から抵抗力を加えると、さらに効果的です。

◉内転筋群のストレッチ

片足を少し横に広げて床に座り、できる範囲で上体を前に倒しましょう。

《7秒伸ばす》

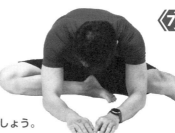

★反対側も同じように行いましょう。

前脛骨筋
（スネの筋肉）
の逆ストレッチ

≫ **つまずきが無くなる！**
捻挫しにくくなる！

【ターゲット筋肉】
ぜん けい こつ きん
前脛骨筋

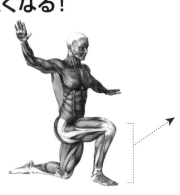

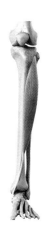

　スネ（膝から踝まで）の筋肉は、足首を微妙に動かして姿勢をコント
ロールしているため、筋肉が弱く硬くなると、つまずきやすくなっ
たり、歩いたときに何となく不安定さを感じるようになります。

　スネの筋肉には、足首と足の指を上に反らす働きがあり、なかでも強力
なのが前脛骨筋です。足首を反らせたときに親指から足首にかけて浮き上
がる太い腱が、前脛骨筋の腱です。

　前脛骨筋には、内側縦アーチを高く保つ役割があるため、筋力が低下す
ると、偏平足、外反母趾になりやすくなります。

　また、足先を外に向ける筋肉（長・短腓骨筋）が弱くなると、僅かな段
差でも足首をくじいてしまい、捻挫しやすくなります。

　ハイヒールなどの踵の高い靴を履くと、前脛骨筋は常に伸ばされた状態
で緊張を強いられるため、疲労による痛みや循環不全が引き起こされやす
いので注意しましょう。

●前脛骨筋の逆ストレッチ

1 椅子に座って、足首と足の指を思いっきり上に反らせます。

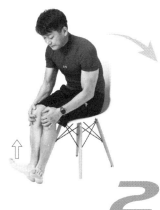

ココに注意!

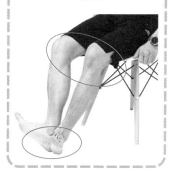

⊕両膝は開かないようにします。踵を軸にして、つま先を外に向けるとよいでしょう。

2 手で膝が開かないように押さえ、足首と足指を反らせたまま、つま先をチューリップのように開きます。

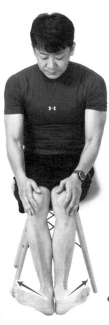

7秒収縮

さらに効かす!

●前脛骨筋のストレッチ

7秒収縮

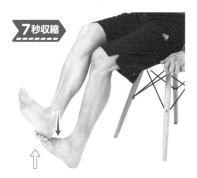

反らせた足首を、反対側の足の踵で7秒ほど押さえつけて、負荷をかけてみましょう!

逆ストレッチした後は、足の甲を床につけて前脛骨筋をストレッチします。

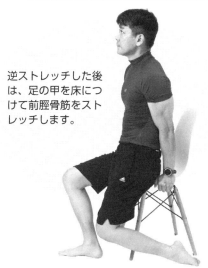

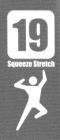
ふくらはぎの筋肉
の逆ストレッチ

>> 足首をキュッと引き締める！
足のムクミを解消する！

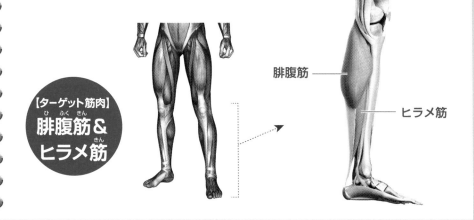

腓腹筋

ヒラメ筋

【ターゲット筋肉】
腓腹筋（ひ ふく きん）&
ヒラメ筋（きん）

　ふくらはぎの筋肉には腓腹筋と、その下にヒラメ筋という２種類の筋肉があります。

　腓腹筋は、ふくらはぎ上部の膨（ふく）らんだ部分にあたり、足首にかけて長いアキレス腱となって踵の骨に付着しています。

　腓腹筋を引き締めると、ふくらはぎの筋肉が引き上げられるため、足首にかけてキュッと引き締まった形になります。

　腓腹筋の下にあるヒラメ筋を引き締めると、ふくらはぎの筋肉の横方向の形が整い、前後から見たときに足首を細く見せることができます。

　ふくらはぎの筋肉の逆ストレッチは、足首を細くするだけでなく、足のムクミ解消や下肢静脈瘤の予防・改善にも効果があります。

●ふくらはぎの筋肉の逆ストレッチ

スタート
ポジション

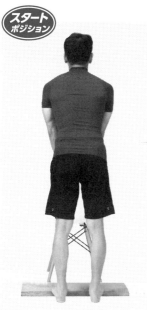

約2cmの高さの段に足の指の
付け根をのせて、ふくらはぎを
伸ばした状態で立ちます。

足は少し広げ、つま先は正面を
向きます。

7秒収縮　踵をしっかりと上げて、
7秒間収縮して戻します。

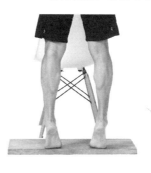

つま先を外側に向けて、 **7秒収縮**
やってみましょう。

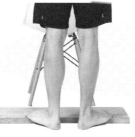

つま先を内側に向けて、 **7秒収縮**
やってみましょう。

ココが
Point

つま先の向きを変える
ことで、ふくらはぎの
筋肉を様々な角度から
逆ストレッチできます。

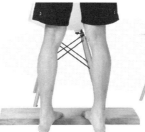

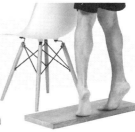

●ふくらはぎの筋肉（ヒラメ筋）の逆ストレッチ

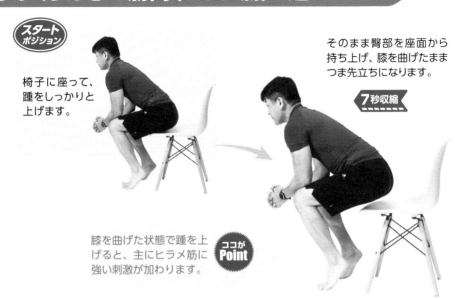

スタートポジション

椅子に座って、踵をしっかりと上げます。

そのまま臀部を座面から持ち上げ、膝を曲げたままつま先立ちになります。

7秒収縮

ココがPoint
膝を曲げた状態で踵を上げると、主にヒラメ筋に強い刺激が加わります。

●ふくらはぎの筋肉のストレッチ

バージョン 1

一般的な"アキレス腱伸ばし"では、ふくらはぎの筋肉全体をストレッチできます。

バージョン 2

膝を曲げて"アキレス腱伸ばし"をすると、主にヒラメ筋をストレッチできます。

ココがPoint
ふくらはぎの筋肉を満遍なくストレッチするために、"アキレス腱伸ばし"は、膝を伸ばして行う、膝を曲げて行うの2種類をするように心がけましょう。

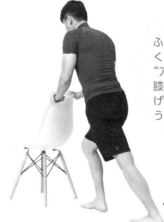

7秒伸ばす

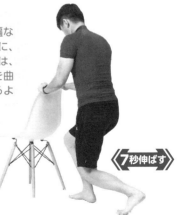

7秒伸ばす

とても大切な
足首と足の指の逆ストレッチ

★夕方になると、まるで"象の足"みたいに膝から下が浮腫むことはありませんか？

　これは血液やリンパ液が足に溜まることに原因があります。

　"ふくらはぎは第二の心臓"と言われるのは、足首を動かすことで、ふくらはぎの筋肉が伸びたり縮んだりして、ポンプのような作用を果たし、下半身の血液やリンパ液を重力に逆らって心臓のほうへ押し上げてくれるからです。

　一日中立ちっぱなしで過ごしたり、足首を動かさずにジッと座り続けたりすると、ふくらはぎの筋肉が疲労してポンプ作用が低下してしまいます。ですから夕方に足が浮腫むのは、ある程度は仕方ありません。

　この足のムクミを解消するには、ふくらはぎの筋肉を最大限に縮めることができる逆ストレッチが最適です。単に足首を動かすだりよりも、はるかに強いポンプ作用が期待できるため、筋肉内に溜まった血液やリンパ液をしっかりと絞り出すことができます。

　また、足首だけでなく、足の指を思いっきり動かすことも大切です。

　足の指を動かす様々な筋肉は、ふくらはぎの筋肉（腓腹筋&ヒラメ筋）のさらに深部にあります。

　決して大きな筋肉ではありませんが、最大限に縮めて、最大限に伸ばすという逆ストレッチ的な動かし方をすることによって、ふくらはぎの最深部に溜まった血液やリンパ液をしっかりと循環させることができます。

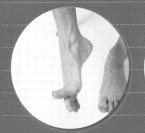 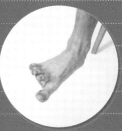 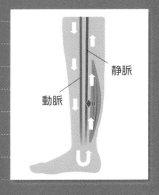

静脈

動脈

[barks] © 123RF.com

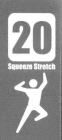

足底筋群
の逆ストレッチ

≫ ハイヒールやシューズで締めつけられた足が
軽くなる！ 外反母趾の予防と改善に！

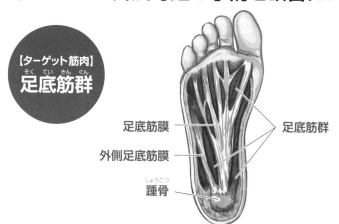

【ターゲット筋肉】
足底筋群
（そく　てい　きん　ぐん）

足底筋膜 ——

外側足底筋膜 ——

—— 足底筋群

しょうこつ
踵骨 ——

足底筋群とは、足裏にある小さな筋肉の総称です。足底筋群は足の指を曲げるだけでなく、足部にある３つの足アーチ（内側縦アーチ、外側縦アーチ、横アーチ）を維持しています。

　足アーチは、体重がかかると潰れて広がることで、クッションのように働き、地面から膝や背骨などへ伝わる強い衝撃を和らげています。

　足底筋群が衰えると、足アーチが低くなり、このクッション機能が損なわれてしまいます。

　外反母趾、偏平足、巻き爪、足裏のタコやウオノメなどの足部の障害のほとんどが、実は足底筋群の衰えによる足アーチの乱れに起因しています。

　足底筋群の逆ストレッチにより、足部と足の指の筋力が高まると、足アーチがしっかりとするため、様々な障害を予防し、改善することができます。

●足底筋群の逆ストレッチ

1
椅子に座って片足を上げ、足の指を思いっきり曲げます。

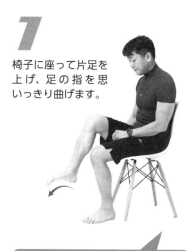

注意点 足裏が引き攣るので、最初は軽めに行いましょう。

2
足の指を曲げたまま、膝を伸ばし、足首を下に伸ばします。

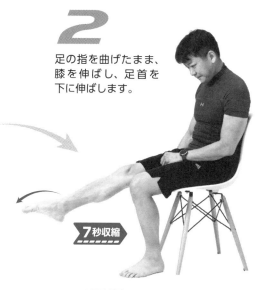

7秒収縮

★反対側も同じように行いましょう。

●足底筋群のストレッチ

両膝を床について、足の指の付け根から足底筋群をストレッチします。

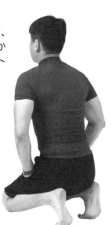

7秒伸ばす

椅子に座って、伸ばしたい側の足を後ろに引き、足底筋群をストレッチします。

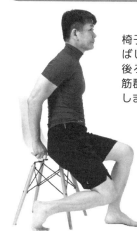

7秒伸ばす

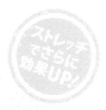
ストレッチでさらに効果UP!

手根屈筋群
（手首を曲げる筋肉）
の逆ストレッチ

>> 家事や育児で酷使された手首をケアする！
手根管症候群、けんしょう炎の予防と解消に！

【ターゲット筋肉】
手根
しゅ こん
屈筋群
くっ きん ぐん

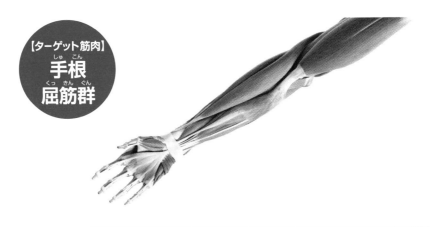

前 腕の手のひら側（内側）には、手首と指を曲げる筋肉がいくつも重なっており、そのほとんどが、肘の内側にある骨の出っ張りに付着（起始）しています。

これらの筋肉が疲労して硬くなると、筋肉両端の腱が常に引っ張られて緊張するため、腱が付着している肘の内側、手首の小指側に痛みやシビレが出ることがあります。

特に包丁を使って食材を切る動作の多い主婦や料理人の方は、手首を小指側に曲げる筋肉（尺側手根屈筋）のトラブルによる手首や肘の痛みに悩まされています。

手首を曲げる作業が多い方は、前腕の内側にある筋肉の逆ストレッチを欠かさず行うようにしましょう！

◉手首を曲げる筋肉（尺側手根屈筋）の逆ストレッチ

スタート ポジション

小指、薬指、中指の3本だけに
力を入れて曲げます。

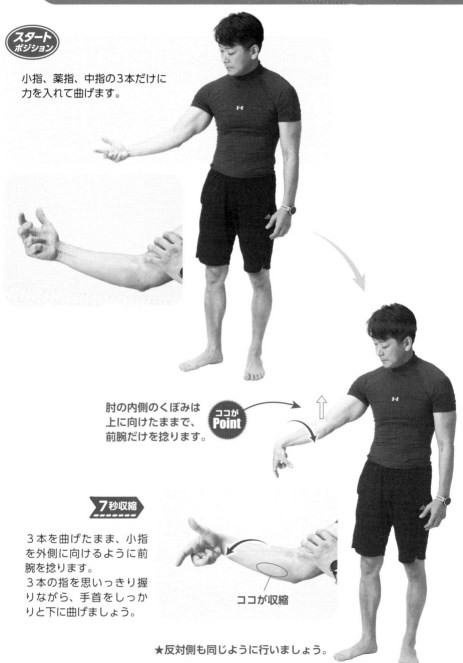

肘の内側のくぼみは
上に向けたままで、
前腕だけを捻ります。

ココが Point

7秒収縮

3本を曲げたまま、小指
を外側に向けるように前
腕を捻ります。
3本の指を思いっきり握
りながら、手首をしっか
りと下に曲げましょう。

ココが収縮

★反対側も同じように行いましょう。

91

●手首を曲げる筋肉（橈側手根屈筋）の逆ストレッチ

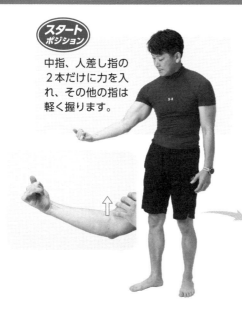

スタートポジション

中指、人差し指の2本だけに力を入れ、その他の指は軽く握ります。

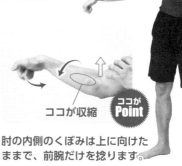

7秒収縮

中指、人差し指に力を込めたまま、手のひらを下に向けるように手首を捻ります。

力を込めたまま、さらに手首を下に曲げましょう。

ココが収縮

ココがPoint

肘の内側のくぼみは上に向けたままで、前腕だけを捻ります。

★反対側も同じように行いましょう。

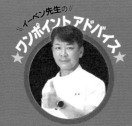

イーベン先生の
ワンポイントアドバイス

手首を曲げる筋肉の逆ストレッチで血圧が下がる！

★手首を曲げるの筋肉の逆ストレッチは、前腕にある全ての筋肉を強く収縮させることができるため、前腕や指先にある毛細血管の循環を劇的に改善します。

その結果、抹消血管抵抗が下がるため、高血圧の予防にも効果的です。

タオル握り、グーパー体操で血圧が下がるのと同じ原理ですが、逆ストレッチはより短時間に、より簡単に行うことができます。

血圧を測って高い場合は、手首を曲げる筋肉の逆ストレッチをすることで、簡単に血圧を下げることができます。

◉手首と指を曲げる筋肉のストレッチ

バージョン ①

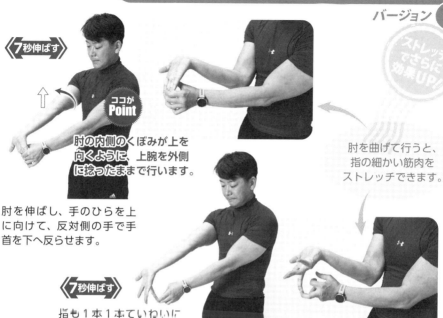

《7秒伸ばす》

ココが Point
肘の内側のくぼみが上を
向くように、上腕を外側
に捻ったままで行います。

肘を伸ばし、手のひらを上
に向けて、反対側の手で手
首を下へ反らせます。

ストレッチ
でさらに
効果UP!

肘を曲げて行うと、
指の細かい筋肉を
ストレッチできます。

《7秒伸ばす》

指も1本1本ていねいに
ストレッチしましょう。

★反対側も同じように行いましょう。

◉手首と指を曲げる筋肉のストレッチ

バージョン ②

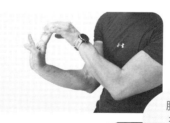

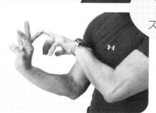

肘を曲げて行うと、
指の細かい筋肉を
ストレッチできます。

肘を伸ばし、手のひらを下に
向けて、反対側の手で指を上
へ反らせます。

★反対側も同じように行いましょう。

93

腕橈骨筋
の逆ストレッチ

≫ 前腕の外側に感じる疲労や違和感を楽にする！

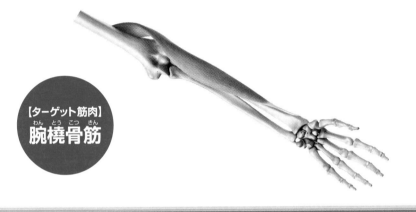

【ターゲット筋肉】
腕橈骨筋
わん とう こつ きん

腕橈骨筋は、肘の外側にある骨の出っ張りから始まり（起始）、手首背面の親指側に付着（停止）しています。疲労して硬くなると、前腕の外側、親指側にだるさや違和感が生じることがあります。

　腕橈骨筋に最も負荷をかけるのは、親指を上にした状態で繰り返し肘を曲げ伸ばしするような動作、つまり金槌やハンマーを使って何かを打ち付けるような動作です。

　また、肘を曲げたままで、長時間荷物を持ち続けても、腕橈骨筋が疲労します。

　腕橈骨筋の逆ストレッチ＆ストレッチは、肘から先の前腕だけを内側に捻った状態で行うのがポイントです。前腕を内側に捻ると、前腕にある２つの骨（橈骨と尺骨）が交差します。その状態で肘をしっかりと曲げ伸ばしすると、腕橈骨筋の起始と停止を適切に近づけたり、離したりすることができるからです。

◉腕橈骨筋の逆ストレッチ

1 腕橈骨筋の位置を確認しましょう。

腕橈骨筋

ココが Point 手の甲を肩に近づけるように意識しましょう。

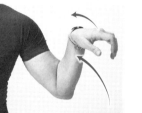

2 手のひらを下に向けたまま、しっかりと肘を曲げます。

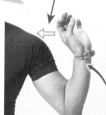

3 手首をしっかりと反らせて、腕橈骨筋を逆ストレッチします。

《7秒収縮》

★反対側も同じように行いましょう。

◉腕橈骨筋のストレッチ

肘を伸ばして手のひらを下に向け、反対側の手で手首を下に曲げます。

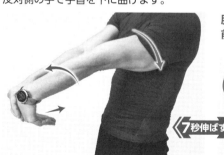

肘の内側のくぼみは上に向けたまま、前腕だけを捻るようにします。

ココが Point

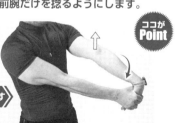

《7秒伸ばす》

★反対側も同じように行いましょう。

 ココに注意！ 前腕と一緒に上腕が内側に捻れると、ストレッチが効きません。

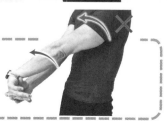

95

手首や指を反らす筋肉
の逆ストレッチ

>> キーボード入力やスマホ操作で疲れた
指や前腕を劇的に楽にする！

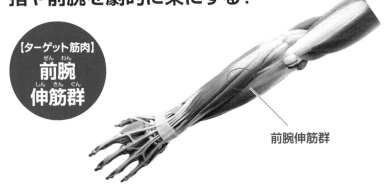

【ターゲット筋肉】
前腕
（ぜん わん）
伸筋群
（しん きん ぐん）

前腕伸筋群

前腕の背側には、手首や指を反らせたり、肘を曲げたりする筋肉が幾つも重なっており、そのほとんどが、肘の外側にある骨の出っ張りに付着（起始）しています。

テニスやゴルフといった手首を瞬間的に強く反らすスポーツ、パソコンのキーボード入力やスマホのフリック入力などで指を細かく動かすことが続くと、これらの筋肉が疲労して硬くなり、筋肉両端の腱が慢性的に引っ張られて緊張してしまいます。

その結果、腱が付着している肘の外側、手首の背面や指に痛みやシビレが出ることがあります。

指や手首が痛くなると、「指を使いすぎた」「手首を壊した」と思いがちですが、実際には前腕の筋肉の使いすぎに原因があります。

前腕の背側にある筋肉の働きは複雑ですから、できるだけ個別にケアすることをオススメします。

●手首や指を反らす筋肉の逆ストレッチ

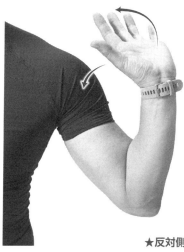

7秒収縮

肘を曲げて手首を肩に近づけ、最後に指を思いっきり広げましょう。

★反対側も同じように行いましょう。

●手首や指を反らす筋肉のストレッチ

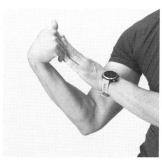

右の手のひらを上に向け、肘を曲げたままで右の手首と指を巻き込むようにストレッチします。左手で軽く押します。

ココが Point

手のひらを上に向けるか下に向けるかで、異なるストレッチ感を効かすことができます。

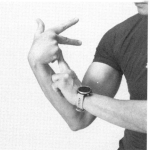

右の手のひらを体に向けて、左手で1本1本丁寧にストレッチします。

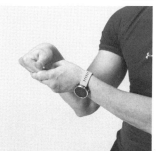

7秒伸ばす

右の手のひらを下に向け、肘を曲げたままで手首と指を下に曲げましょう。左手で軽く押します。

★左手も同じように行いましょう。

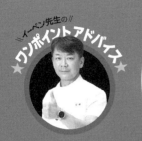

イーペン先生の
ワンポイントアドバイス

米軍特殊部隊の兵士も実践するリラクゼーション法

★逆ストレッチは「筋肉に思いっきり力を込めて収縮する」ことですが、これはPMR：漸進的筋弛緩法（Progressive Muscle Relaxation）を応用したものです。

　PMRは、アメリカの医師で生理学者のエドモンド・ジェイコブソンが1920年代初めに開発した「筋肉の緊張状態を制御し調節して学習する技術」のことで、「ある特定の筋肉に力を込める ⇔ 脱力する」を意識的に繰り返すことで、身体をリラックスさせていく方法です。

　PMRは、「身体の主な筋肉に対して、10秒間力を込めて、15〜20秒間脱力する」を繰り返すことで全身の筋肉を弛緩させ、リラックスさせていきます。

　極限のストレスに日常的にさらされている米軍特殊部隊の兵士たちが、心身をリラックスさせて十分な睡眠をとるために実践している方法でもあります。

　ただし、PMRと逆ストレッチには、「筋肉の起始と停止を近づけるかどうか」という大きな違いがあります。

　逆ストレッチでは、筋肉の起始と停止ができるだけ近づくように関節を動かしていくため、ただ単に筋肉に力を込めるPMRよりも、より強く筋肉が収縮します。

　そのため、筋力強化、代謝の活性化、ダイエット、血行改善など幅広い効果が期待できます。また、逆ストレッチ後に行うストレッチで、筋肉もより伸びやすくなり、リラックス効果も高まります。

　現在、私が勤務する病院でも、多くの患者さんのリハビリテーションに積極的に逆ストレッチを取り入れており、高い効果が表れています。

第2章

Squeeze Stretch

Chapter2
Diet

[ダイエット編]

私は理学療法士として、ケガや病気で健康を損ねた方々のリハビリテーションに日々取り組んでいます。

患者さんのリハビリをする上で私が常に留意していることは、とにかく「今の病気を悪化させないこと」、そして「今以上に太らないこと」です。

運動やリハビリは、健康的に身体を強くするためには不可欠ですが、身体に負荷をかけることでもあるため、注意しなければ"諸刃の剣"となりかねません。

40歳を過ぎると多かれ少なかれ人は誰でも、ケガや病気から簡単に回復することができなくなります。その逆に、少し無理をしただけで疲労してしまい、簡単にケガや病気になってしまいます。どんなに強靭な肉体を持っていたとしても、50歳を過ぎれば、てきめんに体力、気力の衰えを感じるものですし、若い頃のように、「ひと晩寝たら元気になる」こともありません。

また、健康の基本は「太らないこと」にあるといっても過言ではありません。

なぜなら肥満は、驚くほど多くの病気と密接に関係しているからです。

飽食の時代ともいえる現在では、身の回りに高カロリー食が溢れかえっており、いつでも、どこでも、簡単に口にすることができてしまいます。

そのため私たちは誰もが、簡単に太ってしまう危険性と背中合わせにあります。

また、筋肉は年齢とともに確実に減っていくため、意識して運動しない限り、強くすることはおろか、筋肉量を維持することさえ困難です。

筋肉量が減って脂肪が増えてしまうと、身体には様々な障害が生じてきます。

例えば糖尿病、高血圧症、高脂血症、高尿酸血症（痛風）などの生活習慣病は、

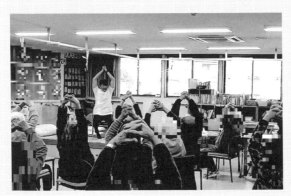

肥満になればなるほど発症リスクは高くなり、これらの病気に同時になってしまうことも珍しくはありません。

生活習慣病は知らない間に進行し、身体中の血管を蝕んで動脈硬化を悪化させ、心筋梗塞、脳梗塞といった恐ろしい病気の発症リスクを

高め、腎臓や肝臓といった臓器の機能を低下させていきます。

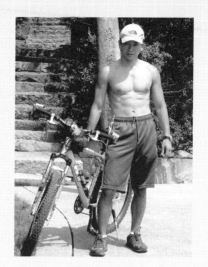

　肥満は内科的な病気だけでなく、整形外科的な病気にも悪影響を及ぼします。

　例えば体重が3kg増えれば、身体を支える下半身にある膝関節、股関節、足の筋肉にかかる負荷は10kg以上増えてしまい、関節痛や関節変形を悪化させてしまいます。

　肥満でお腹がせり出してくると、腰の骨（腰椎）への負荷が増え、腰痛が引き起こされます。

　ですから私は病院でリハビリが必要な患者さんに対しては、必ずと言ってよいほど「これ以上は太ってはいけませんよ」または「もう少し痩せましょうね」とお願いしています。

　太らないように注意することは、誰もが意識すればできることであり、病気を予防する上で最も確実な方法といえるでしょう。

　私自身は子供の頃から様々なスポーツに取り組み、日常的に身体を鍛え続けてきたため、極端に太ったという経験はありません。

　しかし40歳を過ぎた2008年頃に、お腹回りの脂肪が気になり始めたため、ダイエットに取り組み、半年で8kg（74kg→66kg）体重を落としたことがあります（上写真）。

　その後、トレーニングで筋肉を徐々に増やし、2012年には75kgまで体重を増やしました。

　ただ、純粋に筋肉だけを増やすことは極めて難しく、筋肉を増やそうとすると、どうしても脂肪も増えてしまいます。

　そこで、本書の出版を機に、身体に蓄積した脂肪を削ぎ落すことに決め、逆ストレッチとダイエットを組み合わせて、半年で6kg体重を落としてみました（P102図）。

　逆ストレッチは、自分の力加減ひとつで負荷を簡単にコントロールすることが可能です。ですから、運動経験のない女性でも、リハビリが必要な高齢者の方でも、ダイエットと並行して行うことで、安全かつ効率的に筋肉を強化し、身体を引き締めることが可能な最強メソッドとして、自信を持ってオススメすることができます。

ダイエットに取り組もう!

逆ストレッチは、筋肉を引き締めるためには非常に効果的なメソッドです。しかし、引き締めた筋肉をより一層美しく際立たせるためには、筋肉を覆っている皮下脂肪を削ぎ落とさなければなりません。

そのためには、逆ストレッチと並行して、ダイエットに取り組む必要があります。

逆ストレッチは代謝を高める効果があるため、ダイエットと一緒に実践することで、その真価をさらに発揮できるといっても過言ではありません。

第2章のダイエット編では、あなたの身体に溜まりに溜まった脂肪を削ぎ落とすための実用的なノウハウを紹介していきます。

とにかく重要な「食事の記録」

自分の食習慣を見直し、そこから問題点を見つけ出すためには、食べたものが全て記録されていることが大前提です。

いつ、何を、どれだけ食べたか、毎日の食事を全て記録しましょう。

たとえ飴玉1粒であっても、何かを食べた場合は、その量と時刻を全て記録してください。

食事の記録を見直せば、いつ、何を食べたかや、食べた量、太りやすい食べ物が一目瞭然で分かります。記録が無ければ、全て曖昧な自分の記憶を頼りに食習慣を見直さなければならなくなります。

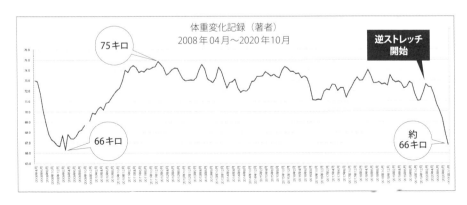

体重変化記録（著者）
2008年04月〜2020年10月

75キロ

逆ストレッチ
開始

66キロ

約
66キロ

ダイエットは、曖昧な記憶ではなく、正確な記録に基づいて行うことが大切です。

ダイエットは3つの側面から攻める!

まずは自分の食事記録を見直し、次の3点を把握しましょう。

1：1日の全食事量：自分は1日にどれだけ食べているかを把握する。

2：1日の全食事内容：自分はどんなものを食べているかを把握する。

3：全ての食べた時刻：自分はどれだけ頻繁に食べているかを把握する。

上記の3点が把握できたら、「食べすぎないため」「太りやすい食べ物を減らすため」「頻繁に食べないため」に、具体的なアクション（行動）を決めていきます。

●糖質の比率を減らす

糖質の摂りすぎが肥満の原因となることは、既に周知の事実です。全食事量に占める糖質の割合をできるだけ減らすように心がけてください。糖質（菓子、パン、ジュースなど）は最も手軽に買えるため、意識して "買わない" ようにするのがポイントです。

ただし、食生活から糖質を全て排除することは極めて困難です。無理をせず "糖質の量を減らす" ように心がけましょう。

●タンパク質の比率を増やす

身体の細胞は新陳代謝により常に入れ替わっています。このとき新しい細胞の材料となるのは脂肪でも糖質でもなく、タンパク質です。ダイエットでは全体の食事量を減らさなければなりませんが、タンパク質の摂取量だけは増やすように心がけましょう。タンパク質は、寝ている間に筋肉になると考えるとよいでしょう。

●水分（水 or お茶）を必ず飲む

タンパク質が体内で分解されると、身体に不要な様々な代謝物質が生産されます。これをしっかりと体外へ排出し、腎臓の負荷を減らすために、しっかりと水分をとるように心がけましょう。（水道水や普通のお茶で OK です）

●脂肪分や揚げ物を控える

　油を使った揚げ物は極力避けましょう。しかし、油や脂肪は身体のコンディションを保つために不可欠な栄養素でもあります。良質な脂肪を肉や魚から摂取しましょう。調理にはオリーブオイルを使うのがオススメです。

●間食（おやつ）を変える

　間食で糖質を摂取すると、そのたびに血糖値が上昇します。つまり間食の回数が多ければ多いほど、血糖値が上昇する回数が増えるため、糖尿病になる危険性が非常に高くなります。

　食事と食事の間隔が空きすぎたときや、どうしても空腹に耐えられないときは、できるだけタンパク質（茹で卵、サラダチキン、焼鳥、ツナ缶、鰯の蒲焼缶、納豆、枝豆など）を食べるように心がけてください。

　甘いものが欲しくてたまらないときは、チョコ風味のプロテインがオススメです。同じチョコ味でも、栄養素は完全に異なります。

●ビタミン不足、ミネラル不足を避ける

　食事量を減らしたり、食事の内容を変えたりすると、ビタミンとミネラルが不足してしまう危険性が高くなります。食事記録を見直して全体量を把握しながら、果物や野菜の摂取量を増やしましょう。

■ ダイエットを続けて、リバウンドを防ぐコツとは？

　身体に溜まりに溜まった脂肪は、一朝一夕に削ぎ落とすことなどできません。朝食でパンを抜いたからといって、即、体脂肪が減るわけではありません。ダイエットは続けることが大切で、結果が出るまでには時間がかかります。

　ダイエットを続ける上で大切なことは、「食事を毎日記録する→見直す→反省する→修正する」というサイクルを繰り返すことです。必ず定期的に、少なくとも2週間に一度は食事記録を見直し、アクションを修正して、それを実践してください。

　このサイクルを回していけば、できなかったことも必ずできるようになります。そして目標まで体重を減らせた後も、リバウンドすることなく、それをキープできる

ようになるでしょう。

ダイエットの「3つの罠」に注意しよう！

●カロリー計算の罠

　食べた物のカロリーを全て計算し、1日の総摂取カロリーを正確に算出するのは極めて困難です。同じように、自分の身体が1日にどれだけのカロリーを消費しているかを正確に把握することも至難の業です。

　正確にカロリー計算するに越したことはありませんが、カロリー計算に囚われすぎてはなりません。カロリー計算に囚われていると、ダイエットそのものが面倒になります。

　1日に摂取した食事が全て記録されていれば、減らせるところを減らせばよいだけです。その状態で体重が減れば良し、体重に変化がない場合は、アクション（行動）を変えてみましょう。

●体重測定の罠

　毎日、決まった時間に、同じ体重計で体重を測定し記録することはダイエットの基本です。しかし「400g増えた！」「200g減った！」と、毎日の数字に一喜一憂してはいけません。トイレの前後でも体重は簡単に数百gほど変わります。

　体重は、2〜4週間後に、今の体重と比較するようにしましょう。

　また体重と同じく、体脂肪率に一喜一憂してもいけません。家庭用の体脂肪計で表示された数字は、あくまでも目安と考えてください。体内の水分量によって体脂肪率は大きく変わるため、水分摂取量やトイレの前後で数値は大きく変動します。厳密に体脂肪率を測定するには、かなり本格的な機器が必要です。

●部分痩せの罠

　体重が減っても、なかなかお腹がへこまない、アゴのタルミがなくならないことがあります。

　お腹やアゴは体脂肪が分厚く溜まりやすい部分です。体脂肪は、あらゆる部分から満遍なく減っていったとしても、分厚い部分は最後まで残るのは当然です。

ダイエットを始めると、手首や足首、腕や太ももは意外とすぐに細くなりますが、お腹とアゴの体脂肪は最後の最後まで残ってしまいます。

また、内臓脂肪は皮下脂肪のように指でつまんで確認できないため、実際に減っているかどうかを実感することができません。

体重が順調に減っているのなら、あきらめずにダイエットを続けましょう。お腹回りやアゴの体脂肪は最後の最後に減っていきます。

ダイエットを爆速させる運動のやり方

多くの人が、体重を減らすためには運動が必要だと考えています。しかし食べる量を減らせば、運動しなくても体重は減ります。だからといってダイエットに運動が不要であるというわけではありません。

ダイエットの最大のデメリットが、体脂肪と同時に必要な筋肉も減ってしまうということです。仮に10kg体重が減ったとしても、純粋に体脂肪だけが10kg減るわけではありません。必ず筋肉が減ってしまいます。

筋肉を減らさずに、可能な限り体脂肪だけを減らすためには、食事制限と適切な運動の組み合わせが不可欠です。また、適切な運動はダイエット効果を爆速させてくれます。

ここでは、そのためのポイントを3つ紹介します。

●1日に何度か、逆ストレッチで思いっきり力を出しきること

筋肉は使わなければ、どんどん衰えていきます。筋肉を維持するためのエネルギーが不足しがちとなるダイエット中は、この衰えを加速させてしまう危険性をはらんでいます。

ダイエット中は、意識して筋肉の材料となるタンパク質の摂取量を増やし、ある程度の負荷をかけて、筋肉を鍛えなければ、筋肉量を維持することはできません。

筋肉を鍛えると聞くと、ダンベルや鉄アレイを使った筋トレを思い浮かべるかもしれません。しかし筋肉が減りつつあるダイエット中に、ハードな筋トレに励むと、逆に関節や靭帯、腱を痛めてしまう危険性が高くなります。

逆ストレッチは、ダンベルなどの負荷をかける物は一切使用せず、安全かつ簡単

に、筋肉を養うことができますから、ダイエット中に行う筋肉維持のための運動としては最適といえるでしょう。

　最低でも1日に3セットは、逆ストレッチの1分間プログラムを行いましょう。

◉逆ストレッチなどの無酸素運動の後に、有酸素運動を行うこと

　ウオーキングやランニングといった有酸素運動をする前に、逆ストレッチやスクワット、フロントランジ (P110) などの無酸素運動で、新陳代謝を高めておきましょう。

　無酸素運動では、グリコーゲンなどの糖質系エネルギー源が最優先に消費されます。糖質系エネルギー源は、体脂肪に比べて、体内に蓄えられている量が極端に少ないため、最初に糖質系エネルギー源を枯渇させておけば、その後に行う有酸素運動で、優先的に体脂肪をエネルギー源として消費できるようになります。

　いきなり有酸素運動から始めてしまうと、体脂肪がエネルギー源として消費され始めるまでに時間がかかり、非常に効率が悪くなります。

　普段の生活でも、1時間おきに、身体のどこかの筋肉を逆ストレッチしてから活動するようにすれば、効率的に体脂肪を燃焼させることができるようになります。

◉有酸素運動は高めの心拍数を維持すること

　有酸素運動で脂肪をエネルギーとして消費するには、心拍数と時間を計測しながら行うことが大切です。ある程度の強度を維持するために、可能ならば最大心拍数の70〜80%で、15〜30分は行うようにするとよいでしょう。（心拍数についてはP75を参照）

　最大心拍数を算出する最も簡易的な式は、220から自分の年齢を引くというものです。

　例：50歳の場合、[220 – 50 ＝ 170]

　上記の式から算出された最大心拍数に目標運動強度（％）を掛けて導き出された心拍数を維持して有酸素運動を行いましょう。

　例：目標運動強度80%の場合、【170×80% ＝136】、つまり心拍数を136に維持して運動します。

注）この方法では、年齢が同じなら皆同じ数値となるため、個人の心肺能力が全く反映されていませんから、あくまでも目安として利用するようにしてください。

ダイエットを爆上げさせる、逆ストレッチ式スクワット

Squat

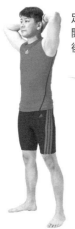

足は肩幅より少し広めに開いて立ち、両手を頭の後ろに組みます。

3秒かけて、ゆっくりと腰を落とします。

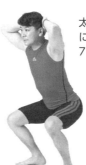

太ももが床と並行になったところで7秒キープします。

3秒かけて、ゆっくり腰を上げていきます。

5〜10回、繰り返します。

3秒かけて、ゆっくり腰を上げていきます。膝を伸ばしきる前に、腰を落とす動作にうつりましょう。

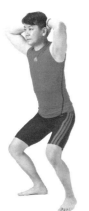

太ももが床と並行になったところで7秒キープします。

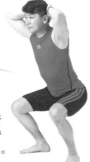

膝が軽く曲がったところで7秒キープします。

3秒かけて、ゆっくりと腰を落とします。

●逆ストレッチ式スクワット

骨盤を含む下半身には、全身の筋肉量の約6〜7割があります。そのため、下半身を主に動かすスクワットは、消費カロリーが大きく新陳代謝も高まるため、ダイエットに最適です。

スクワットは膝を曲げ伸ばしして、立ったりしゃがんだりを繰り返すだけの簡単なエクササイズですが、やり方やフォームによって、その効果には雲泥の差が生じてしまいます。

逆ストレッチ式スクワットでは、次の点を必ず守るようにしてください。

●動作はゆっくり行いましょう。
●腰を上げるとき、膝を伸ばしきってはいけません。
●腰を上げるとき、落とすときに7秒間止まりましょう。

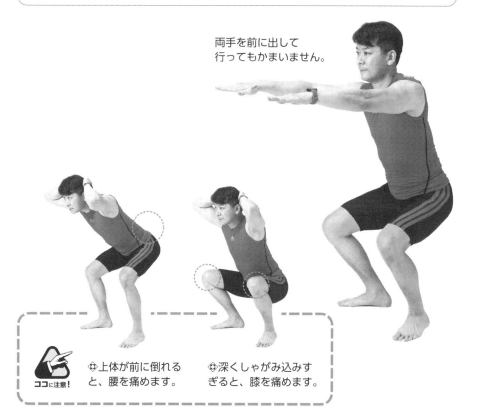

両手を前に出して
行ってもかまいません。

ココに注意！ ✛上体が前に倒れると、腰を痛めます。 ✛深くしゃがみ込みすぎると、膝を痛めます。

●逆ストレッチ式フロントランジ

フロントランジは、「片足を前へ大きく踏み出す」「元の姿勢に戻る」を交互に行うエクササイズです。スクワットに比べて動作が大きく、バランスがとりにくいため、動作中の姿勢を安定させるために、より多くの筋肉が使われます。

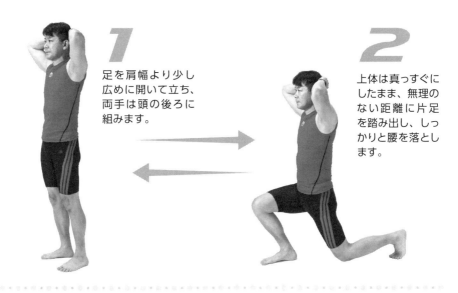

1 足を肩幅より少し広めに開いて立ち、両手は頭の後ろに組みます。

2 上体は真っすぐにしたまま、無理のない距離に片足を踏み出し、しっかりと腰を落とします。

ロングフロントランジ

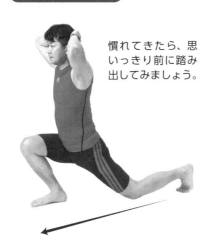

慣れてきたら、思いっきり前に踏み出してみましょう。

両手を前に出して行ってもかまいません。

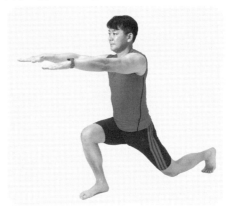

★左右交互に、それぞれ 5〜10 回行いましょう。

●逆ストレッチ式 **ワイドスクワット**

足を両肩よりも広く開きます。太もも内側の内転筋群に負荷がかかります。

太ももが床と並行になるまで、腰をゆっくり落とします。負荷が高いため、腰を落とした状態で7秒キープする必要はありません。

片足に体重をかけて、腰を上げます。

5～10回、
繰り返します。

反対側も同じように行います。

太ももが床と並行になるまで、腰をゆっくり落とします。7秒キープする必要はありません。

ココが Point

体重をかけた足の膝は、伸ばしきらないようにします。

反対側の足の膝は、伸ばしきるようにします。

〈著者紹介〉
石部伸之（いしべ・のぶゆき）

岡山県倉敷市出身。玉野市在住。理学療法士、准看護師、介護支援専門員。
デルタフォースジム主宰。
トライアスロン大会やマラソン大会に積極的に参加しているアスリートで、
現在も病院で様々な疾患のリハビリテーションを行っている。
その豊富な臨床経験から、独自のリハビリテーションである逆ストレッチ
を考案し、日々、実践指導している。

公式ブログ　https://spartan-log.com
公式ツイッター　@iibenn

◉企画協力　NPO法人企画のたまご屋さん
◉写真撮影　松井大樹（Hi-tree photo & design 代表）
◉撮影協力　岡山レンタル撮影スタジオ Kakurega
◉本文イラスト　123RF

ダイエット、筋肉強化、腰痛・肩こりに効果絶大！
7秒「逆」ストレッチ

2021年3月4日　第1版第1刷発行

著　者　石　部　伸　之
発行者　後　藤　淳　一
発行所　株式会社PHP研究所
東京本部　〒135-8137　江東区豊洲5-6-52
　　　　　第一制作部　☎03-3520-9615（編集）
　　　　　普及部　☎03-3520-9630（販売）
京都本部　〒601-8411　京都市南区西九条北ノ内町11
PHP INTERFACE　https://www.php.co.jp/

本文デザイン・組版・装幀　齋藤稔（G-RAM inc.）
印刷所　凸版印刷株式会社
製本所　東京美術紙工協業組合